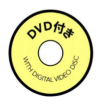

はじめての
ピラティス・プログラム

米田 由紀 監修

The first
Pilates Program

朝日新聞出版

はじめに

体からのメッセージを
もっと感じてみませんか

ピラティスをもっと身近に感じてみませんか。
自分の呼吸に意識を集中して体を動かすと、
体はどんなメッセージをくれるのか──
もっともっと感じてみませんか。
ピラティスはムーブメントエクササイズであり、
そこから導かれるセルフコントロール法です。
頭で理解していること。
心で思っていること。
体で感じていること。
続ければ、これらが研ぎ澄まされてつながり、
日々の行動が変わって、
個性を生かした自分らしい自分を
クリエイトできるようになります。
健康でムダのない、
しなやかで美しい自分に出会う旅に、
一緒に出かけてみませんか。

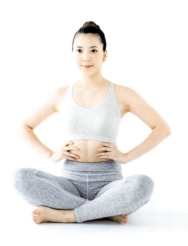

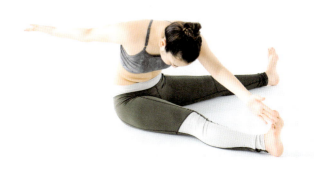

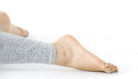

LET'S DO PILATES!!

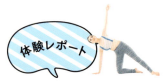

> 体験レポート

ピラティスのない毎日なんて考えられません

トップトレーナー米田由紀さんの教室で
ピラティスを学んでいる生徒さんたちに、その魅力を聞きました。
「ピラティスは、一度始めたら辞められない」との声が多数です。

Special Comment

石田ゆり子さん

女優／ピラティス歴 13年

　ピラティスを始めて13年ほどの時間が経とうとしています。私の生活にピラティスはなくてはならないものです。基本は週に一回、可能なら二回もしくは三回。本心を言えば、私は毎日、ピラティスに通いたい！　そのくらい夢中なエクササイズです。

　ピラティスをひとことで表現するとしたら、私は「生きるのが楽になるエクササイズ」と言ってきました。なぜか取れない疲れ、ぼんやりしていく体の線、元気が出ない…などの様々な不定愁訴を驚くほど的確に理論的に解決してくれる。深い胸式呼吸と共に、思考しながら各部位を正しく動かす。自分自身を客観視しながら、淀まず、止まらず。老若男女すべての方に、心からお勧めします。そしていつも私をトレーニングしてくれる米田由紀先生に心からの感謝を。

　私は一生、ピラティスを続けていきます。さぁ、皆さんもぜひ。

　体が喜ぶエクササイズ、それがピラティスです。

白井奈津子さん

学生／ピラティス歴 10年

バレエのトレーニングとして取り入れました

成長期の頃にバレエを始めたので、身長に伸びしろがあり、体も柔らかく、ボディコントロールをしていく必要がありました。そこでピラティスを取り入れたのです。筋肉を伸ばしながら鍛えるため、引き締まった丈夫な体を手に入れることができました。大きなケガもなく、ハードな練習後のリカバリーにも最適でした。

平野由美子さん

主婦／ピラティス歴 3年

呼吸も体もほぐれる快さ

きっかけは、石田ゆり子さんが出演されていたテレビ番組を観たこと。あれから3年、定期的な個人レッスンで体の可動域が広がりました。また、長年悩まされてきた首、肩こりがリリースされるのを毎回感じます。呼吸に合わせて先生の指示通りに体を動かすことで、こった体がほぐれ、呼吸が楽になり、心までほぐれていきます。

齊藤洋子さん

会社員／ピラティス歴 1年

自然な私を取り戻す大切な時間

52歳で乳がんになり、体重も10キロ減ってしまったことから、ピラティスを始めました。まだ1年弱ですが、先生の言葉に従い、夢中で体を動かしていると、自然な私にリセットされるのが実感できます。逆上がりもできなかった私が、毎朝ひそかに自主練するほど大好きな時間になっています。

吉村三鈴さん

地唄舞舞踊家／ピラティス歴 12年

体の表現能力を高めてくれます

ピラティスのレッスン中、ある動きのために体のどの部分をどう使うのか、粘り強く体に落とし込んでいくようにしています。すると、それをきっかけに別の動きが可能になったり、動きのイメージが変化していったりします。仕事柄、私にとってピラティスは表現の幅を広げてくれる大切な役割があります。

ピラティスがより楽しくなる♪
本書の使い方

本書は4つのプログラム＋ストレッチを掲載しています。
各プログラムは個々のエクササイズを通して、
だんだん強度が増すように工夫されていますので、
エクササイズ番号の順に行うことをオススメします。
ボディメイクを集中的にやりたい場合はPart3のみ、
時間がないからPart2のみ、といった取り組み方は、それでもかまいません。

◎DVDマーク
このマークがあるエクササイズは、DVDに収録されています。

エクササイズ名と期待できる効果
エクササイズの名称と期待できる効果を紹介しています。

エクササイズの説明
どういう動きをしてどんな効果が期待できるかなどを説明しています。

効果が期待できる部位
このエクササイズで効果が期待できる部位を、イラストで表示しています。

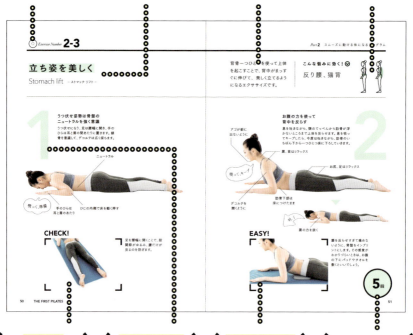

CHECK! あるいはNG
CHECK! あるいはNGを紹介しています。CHECK!は補足情報、NGはありがちな間違いです。

エクササイズの流れ
数字のとおりにエクササイズは進みます。基本的に片足1セットのみの動きを説明しています。

EASY!あるいはCHALLENGE!
動きがキツイと感じたらEASY!を、強度を上げたい場合はCHALLENGE!を選べます。

回数
オススメの回数です。あくまで目安なので、自分の体調に合わせて、無理のない回数で行ってください。

DVDでさらにわかりやすく！

一つひとつのエクササイズ、そしてプログラム全体を、
付属のDVDですべて通して観ることができます。
モデルの動きにできるだけ近づけるように、練習してみてください。
本書で紹介した4つのプログラム＋ストレッチは、すべて収録しています。

◯ 収録内容

1 正しい姿勢で美しくなる基本のプログラム
2 スムーズに動ける体になるプログラム
3 シェイプアップ＆ボディメイクのプログラム
4 強く鍛えられた体をつくるプログラム
5 疲れをスッキリさせるストレッチ

TOP/MENU画面

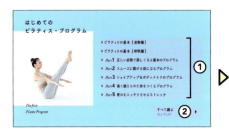

観たいメニューを選択

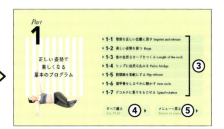

① 各プログラムのメニュー画面に飛びます

② 収録されている映像すべてを通しでご覧になれます

③ 選んだエクササイズのみを再生します

④ プログラムのエクササイズすべてを順番に再生します

⑤ TOP画面に戻ります

視聴の際は、部屋を明るくし、画面から離れてご覧ください。長時間続けての視聴は避け、休息を取りながらご覧ください／DVDは映像と音声を高密度に記録したディスクです。12センチDVD対応のプレーヤーで再生してください。なお、DVDドライブ付PCやゲーム機などの一部の機種では再生できない場合があります。ご了承ください。再生機器に関するお問い合わせはお受けいたしかねます。また、プレーヤーやデータに万一何らかの障害が生じても、いかなる保障もいたしかねます／ディスクは両面とも指紋・汚れ・キズ等をつけないように取り扱ってください。また、ディスクに対して大きな負荷がかかると微少な反りが生じ、データの読み取りに支障をきたす場合もありますのでご注意ください／このディスクを無断で複製、放送、上映、配信することは法律により禁じられています／図書館における館外貸し出しが可能です。

記載されている各プログラムにかかる時間は、最少回数をモデルが行った場合のものとなり、あくまで目安です。4つのプログラムおよびストレッチまですべて通すと、約60分のレッスンとなります。

CONTENTS

- 02 [はじめに] 体からのメッセージをもっと感じてみませんか
- 04 [体験レポート] ピラティスのない毎日なんて考えられません
  Special Comment 石田ゆり子さん(女優／ピラティス歴13年)
- 06 本書の使い方
- 07 DVDでさらにわかりやすく！

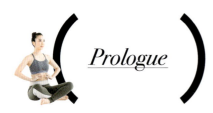

はじめてのピラティス

- 12 ピラティスならではの5つの効果
- 14 体の構造とピラティス [骨格編]
- 16 体の構造とピラティス [筋肉編]
- 18 自宅でピラティスを始める前に
- 20 ピラティスの基本 [姿勢編]
- 22 ピラティスの基本 [呼吸編]
- 24 *Column 1* ピラティスとヨガの違い

正しい姿勢で美しくなる基本のプログラム

- 28 骨盤を正しい位置に戻す　Imprint and release
- 30 美しい姿勢を保つ　Bugs
- 32 首の自然なカーブをつくる　Length of the neck
- 34 ヒップに自然な丸みを　Pelvic bridge
- 36 股関節を柔軟にする　Hip release
- 38 肩甲骨をしなやかに動かす　Arm circle
- 40 デコルテに張りをもたせる　Spinal rotation
- 42 *Column 2* トレーニングとしてのピラティス

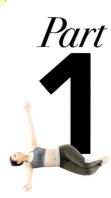

Part 1

08　THE FIRST PILATES

はじめてのピラティス・プログラム
The first Pilates Program

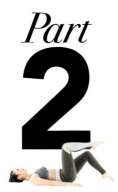

Part 2

スムーズに動ける体になるプログラム

- 46 　上半身を総合的に整える　Abe prep
- 48 　下腹を引き締める　Table top
- 50 　立ち姿を美しく　Stomach lift
- 52 　美しい背中をつくる　Swimming prep
- 54 　くびれをつくる　Obliques
- 56 　腰の動きをなめらかにする　Half roll back
- 58 　わき腹を締め、腕をしなやかに　Saw
- 60 　下半身を引き締める　Side kick
- 62 　*Column 3*　元祖・体幹トレーニング

シェイプアップ＆ボディメイクのプログラム

- 66 　股関節をスムーズに動かす　Rocking isolation
- 68 　バストアップに効果あり　Scapula isolation
- 70 　背中のムダ肉をとる　Cat
- 72 　女性らしいラインをつくる　Hip cat
- 74 　全身をシェイプアップする　Hundred
- 76 　お腹のぜい肉を落とす　Roll over
- 78 　太ももを引き締める　Scissors
- 80 　ヒップをキュッと上げる　Single leg extension
- 82 　全身のラインを整える　Swan dive prep
- 84 　*Column 4*　ピラティス用語集

Part 3

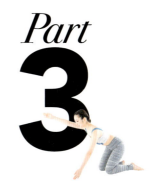

09

CONTENTS

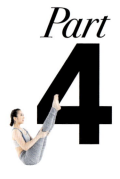

Part 4

強く鍛えられた体をつくるプログラム

- 88 小尻になる　Clam shell
- 90 左右のゆがみを解消する　Pointer-diagonal
- 92 めぐりのいい体に　Hip circle
- 94 レッグラインを整える　Side plank on knee
- 96 全身の代謝アップに　V-sit
- 98 全身の総仕上げに　Push-up
- 100 *Column 5* 正しくできているかをチェックする方法

Part 5

疲れをスッキリさせるストレッチ

- 102 しっかり脱力して疲れをとる　Roll down
- 104 たくさん使った背中をいやす　Lats stretch
- 106 体の側面をほぐす　Lateral flextion
- 108 太ももとお尻を伸ばす　Single thigh and hip stretch
- 110 肩をまわして疲れをとる　Sholder isolation

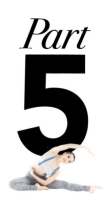

効果には個人差があります／ピラティスの呼吸は、「鼻から吸って口から吐く」が基本です。各エクササイズ中の呼吸は、矢印での指示を参考にしてください／エクササイズ中に痛みや違和感を覚えたらすぐに中断し、医師の判断にしたがってください。

10　THE FIRST PILATES

(*Prologue*)

はじめてのピラティス

ピラティスならではの
5つの効果

独自の呼吸法をともなう体幹を使ったトレーニングという
イメージが強いピラティスですが、それだけではありません。
効果は大きなものから小さなものまで無数にあり、
そのなかでも特に皆さんに知っておいてもらいたいのは、次の5つです。

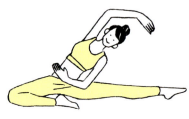

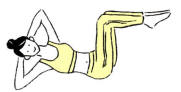

Effect 1
体が正しく使えるようになる

体幹を中心に全身をコントロールしながら動かします。
そのため、ムダな動きがなくなり、体の軸がしっかりし、
動作のたびに体が左右にぶれなくなるので、
ゆがみが解消されます。さらに、
どこか1カ所に負担がかかることが減るため、
バランスのよい体の使い方ができるようになります。

Effect 2
動きの姿勢が変わり疲れにくい体になる

いつもより長い時間、
歩いたり、重いものをもっていたりすると、
疲れを感じることがあるでしょう。ピラティスを習得すると、
体幹を使って手足を動かせるようになるため、
小さなエネルギーで大きな動きができるようになり、
疲労感が軽減します。

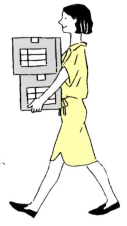

PROLOGUE　はじめてのピラティス

Effect 3
内臓の働きを整える

体の深い部分に存在する深層筋を
インナーマッスルといいます。
内臓に近い、お腹まわりの
インナーマッスルを使うことで、内臓の働きを
サポートすることができます。胃腸の動きが悪い、
便秘気味など、不定愁訴の解消につながります。

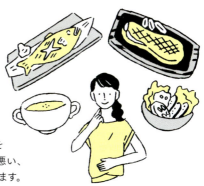

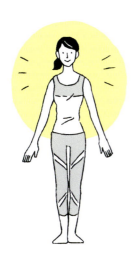

Effect 4
ボディラインが変わる

たとえばO脚の人は、歩くときに
太ももの外側ばかりに負担がかかるため、
外に張り出した外張り足になってしまいます。
ピラティスでは、こうした歩き方などの動きのくせを
正すことができるため、先ほどの例でいえば、
太ももの外側への負担が減り、
使えていなかった内太ももやお尻の筋肉が
目覚めて正しい使い方を体得できます。
その結果、O脚改善につながるのです。

Effect 5
スポーツパフォーマンスが上がり、ケガ予防やリハビリにも

右利きであれば、右の手足に力が入りがちで、
右側だけ疲労や痛みが強く出たり、
左側のコントロールがうまくいかなかったりすることがあります。
ピラティスは、偏った動きの調整ができ、体の機能が上がるので、
さまざまなスポーツにおいてもパフォーマンスが上がり、
ケガをしにくくなります。

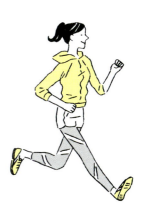

体の構造とピラティス

骨格編 体を形づくる骨格を矯正する

骨格は、内臓などの臓器を守ると同時に、
体を形づくるフレームの役割も果たします。骨格がゆがむと、
筋肉がアンバランスについてしまったり、動きに左右差が出てしまったりします。
ピラティスはこうしたバランスの悪さを改善してくれるため、
より安全でしなやかに動けるようになるのです。

（骨盤を調整）する動き

エクササイズによって、骨盤の位置を意識的に変えます。
通常は、背骨がS字カーブになるようなニュートラル、
仰向けの状態で両足を上げたりするときは、
骨盤を後傾気味にして床と腰との接地面を増やすインプリント。
ピラティスの、基本中の基本の動きです。
写真はインプリント（詳しくは22ページ）。

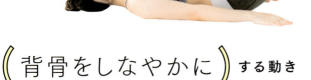

（背骨をしなやかに）する動き

仰向けの状態から、背骨を一つひとつ意識しながら順番に起こし、
コントロールしながら戻すアブ プレップ（→46ページ）。
普段、なかなか意識しづらい背骨の一つひとつを意識することで、
背骨のS字のラインが整い、柔軟性のあるしなやかな体になります。

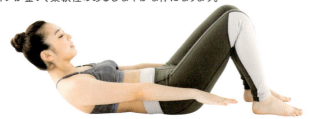

PROLOGUE　はじめてのピラティス

主な骨と名称

ポーズによって、意識する骨や関節が異なります。
本書で紹介したエクササイズで、意識することの多い骨を紹介します。

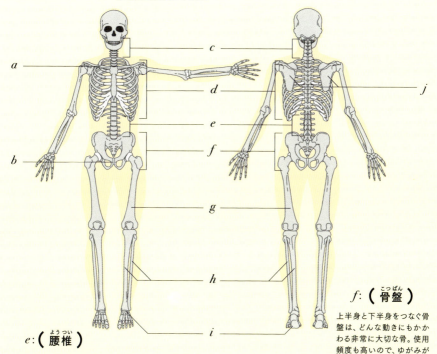

a:(鎖骨 さこつ)
胸の骨(胸骨)と、肩から背中の骨(肩甲骨)をつなぐ左右一対の骨。体の軸と腕をつなぐ骨なので、腕を動かすのに重要です。

b:(寛骨 かんこつ　ASIS・恥骨結合)
寛骨は、腸骨、坐骨(座ったときに床に当たる骨)、恥骨(前下の出っ張った骨)の結合です。また骨盤の前の出っ張っている部分をASIS(上前腸骨棘じょうぜんちょうこつきょく)といいます。

c:(頸椎 けいつい)
7個の骨が連なっている首の骨。正しい姿勢をつくるうえで重要です。

d:(胸郭 きょうかく)
12個の胸椎と胸骨、肋骨で形成される胸の骨の部分。鳥かごのような形をしていて、呼吸と大きく関係しています。

e:(腰椎 ようつい)
腰の部分を支える5個の骨で、頸椎、胸椎、腰椎、仙骨、尾骨を合わせて背骨といいます。

f:(骨盤 こつばん)
上半身と下半身をつなぐ骨盤は、どんな動きにもかかわる非常に大切な骨。使用頻度も高いので、ゆがみが出やすく、腰痛などの不調の原因にもなります。左右一対の寛骨と仙骨、尾骨で形成されています。

g:(大腿骨 だいたいこつ)
太ももの軸となり、最も大きい骨です。下半身の動作に不可欠。これと骨盤をつなぐのが股関節です。

h:(脛骨・腓骨 けいこつ・ひこつ)
すねの骨のこと。内側にある太い骨が脛骨、小指側の外側の骨が腓骨。ひざと足首をつなぎ、下腿を支える重要な役割を果たします。

i:(距骨・踵骨 きょこつ・しょうこつ)
すねの骨(脛骨)と足指の骨の間で足首部分を形づくるのが距骨。かかとの骨が踵骨です。

j:(肩甲骨 けんこうこつ)
肩から背中にかけてある骨で、腕を動かしたり、姿勢を保ったりするのに重要な役割があります。

15

筋肉編 体を動かすために
必要な筋肉を効率よく使う

体のフレームとなり、形づくるのが骨ならば、
それらを動かすのに必要なのが筋肉です。ピラティスで特に重要なのは、
肋骨〜骨盤までのインナーマッスルと、その表層部にあるアウターマッスル、
いわゆる体幹です。どこにある筋肉かを知って、
意識してエクササイズを行うことで、効果が出やすくなります。

(骨盤底筋群)を鍛える

骨盤底筋群は、ピラティスの重要な要素である呼吸をすることで、鍛えられます。
写真のペルヴィック ブリッジ(→34ページ)は膣と括約筋(ちつ・かつやくきん)をぎゅっと締めつつ行うため、
骨盤底筋群全体を鍛えることができます。

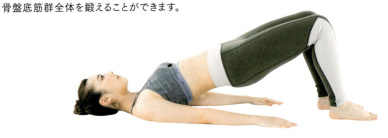

(腹筋)を鍛える

ハンドレッド(→74ページ)や
ロール オーバー(→76ページ)などの
アウターの筋肉を鍛えるエクササイズだけでなく、
ピラティスのすべてのエクササイズは、
動き出す前から終わるまで
お腹に意識を向け続けます。
キツめのパンツをはくときのように、
お腹をキュッと引き上げて。

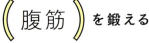

PROLOGUE　はじめてのピラティス

主な筋肉と名称

エクササイズを行う際、ターゲットとなる筋肉に意識を向けることで、そこを使う、動かすという神経からの指令がスムーズになります。本書で意識するべき、主な筋肉を紹介します。

a:（肩甲骨まわり）
首から背中にかけての僧帽筋、肩先の三角筋、肩甲骨の内側から背骨あたりまでの菱形筋、わきの下から肋骨を覆う前鋸筋、背中部分の広背筋。これら背筋は、正しい姿勢の維持に、最も重要な働きをします。

b:（脊柱起立筋）
体幹のアウターにある筋肉で体を反らす（伸屈）、または側屈させる動きがあります。

c:（腕）
二の腕の外側の上腕二頭筋、内側の上腕三頭筋は、それぞれ、加齢によってたるみが出てきます。ピラティスでは腕を使ったポーズも多く、いわゆるふり袖（二の腕）の解消にも役立ちます。

d:（外腹斜筋）
腹直筋の横にある斜めに走る筋肉。ここが引き締まると、ウエストのくびれが実現します。

e:（太もものうしろ）
お尻部分の筋肉、大臀部筋と、太もも裏のハムストリングス。これらの筋肉を使って歩く、走るなどの動作ができると、太ももの前や横のムダな張りが減ります。

f:（内転筋群）
太ももの内側の筋肉。〇脚などが原因で、脚が外に張り出していると、この筋肉が使えずに、たるんでしまいます。

g:（ひざ下）
ふくらはぎの表層部の腓腹筋、深層部のヒラメ筋、すねの前脛骨筋。歩き方のくせによって、これらの筋肉のつき方が変わります。

h:（腹直筋）
お腹の真ん中の筋肉。ここが締まると、俗にシックスパックといわれる板チョコ状に割れた腹筋が現れます。

i:（内腹斜筋）
お腹の前から横にかけて、骨盤にくっついている筋肉です。体をねじるのに重要な筋肉で、引き締めることでくびれたウエストになります。

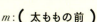
外からは見えない体幹のインナーマッスル

j:（多裂筋）
インナーマッスルの1つで、背骨のわきについている、正しい姿勢を保つに重要な筋肉。

k:（腹横筋）
肋骨と骨盤の間をコルセットのように包み込む筋肉で、体のなかで唯一、横に走る筋肉。

l:（骨盤底筋群）
インナーマッスルの1つで、子宮や膀胱、内臓を下から支える肛門まわりの筋肉。排泄とも大きく関係しています。

m:（太ももの前）
大腰筋、大腿四頭筋、縫工筋からなり、立つ、歩く、座るといった下半身を使う動作すべてにかかわる筋肉。

17

自宅でピラティスを始める前に

基本は床で行いましょう

本書は、本やDVDで確認しながら
自宅で正しいエクササイズが行える構成になっているため、
特殊な道具は一切使用しません。
床で行うため痛くないようにマットを敷いたり、
動きやすいようにタオルでフォローしたりなど、
家にあるものを使うことでさらに取り組みやすくなります。

《 効果的に行うために 》

時間帯
午前中が有効
これから活動する午前中に行うことで、脳が活性化され、
体のバランスが整います。1日の動きもスムーズに。

タイミング
食後よりも食前に
うつ伏せの姿勢や内臓を刺激する動きがあるため、
食前に行うことをオススメします。

場所
仰向けで手足を伸ばせるスペースを確保
ベッドやじゅうたんの上では体が沈んでしまうので、床で行うのが
ベストです。手足が家具などにぶつからないスペースを確保しましょう。

頻度（ひんど）
まずは週1回から、慣れたら週2回～毎日でも
無理のない範囲で続けることが大切です。慣れるまでは週1回で
体を維持し、慣れたら回数を増やしてレベルアップしましょう。

時間
長くても集中力の続く1時間程度を目標に
はじめのうちはやりやすいプログラムを1つ（15分程度）選んでも
OKです。慣れてきたら集中力の続く1時間を目標に頑張りましょう。

PROLOGUE はじめてのピラティス

あると便利なアイテム

動きを助けてくれるアイテムを準備

本書では、スタンダードな動きのほかにちょっとキツめの**CHALLENGE!**、より行いやすい**EASY!**の動きも紹介しています。
アイテムは、どちらかというと動きを助ける**EASY!**で使われることが多くなっています。

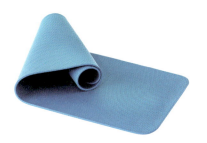

(少し厚めのマット)

床の上でエクササイズを行うと、背骨や胸、お尻やひざなどが痛かったり、滑りやすかったりするのでマットを使用。厚みは6〜12mmがオススメです。

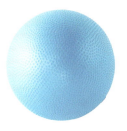

(ボール)

サイズは直径10〜30cmのものが使いやすくオススメです。空気の量は、調節できます。ない場合はクッションやまくらでもOK。

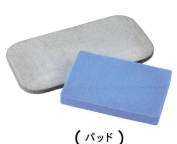

(パッド)

うつ伏せの姿勢で、骨盤の位置を確認したり、首が痛いときに高さを調整したりするのに便利なのがパッド。ない場合はタオルでも代用できます。

Check!

家にあるもので代用してもOK

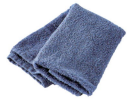

(タオル)

パッドの代わりに首や骨盤の下に敷きます。また首を牽引する際に補助的に使えます。

○ *DVD Chapter*

ピラティスの基本 　姿勢編

日常のどんな動きも正しい姿勢で行えれば、体はとてもラクになります。
そのためには、まず、今の自分にはどのような悪いくせがあるのか、
どこを正せばいいのかを確認します。そのうえで、
正しい姿勢はどういうものか、ピラティスを通して体で覚えていきましょう。
姿勢や立ち居振る舞いが、見違えるほど美しくなります。

現代人が陥(おちい)りやすい3つのくせ

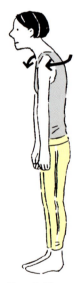

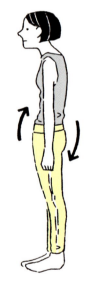

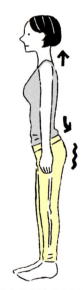

肩が体の内側に巻いている

仕事上、パソコンでの作業が多い人や、長時間スマホを使っている人は要注意です。両肩が体の内側に丸まったような姿勢になり、猫背を助長してしまいます。呼吸も浅くなり、背中や肩のコリなどに悩まされることも。

骨盤が後傾している

日常的にヒールの高い靴を履いている人に多い姿勢です。ヒールが不安定でバランスをとろうとして反り腰にしたり、骨盤を後傾させたりしてしまうため、太ももの外側やひざに負担がかかり、外側に張った足になってしまいます。

姿勢をよく見せようと腰を反りすぎる

姿勢を気にするあまり、腰を反りすぎてしまうのもよくありません。一見、きれいな姿勢にも見えてしまいますが、腰への負担は相当なものです。背骨のカーブが損なわれるため、背中にも痛みが出てしまうこともあります。

PROLOGUE　はじめてのピラティス

ニュートラルな姿勢と正しくラクな体の使い方が身につく

ピラティスでは、体幹部分を安定させることで、手足の動きをスムーズにすることができます。たとえば手を伸ばすとき、ひじから先だけ伸ばすのと、体の中心部を使って伸ばすのでは、体への負担も、伸ばせる距離も違います。下の写真のように立っている状態をニュートラルな姿勢といいます。

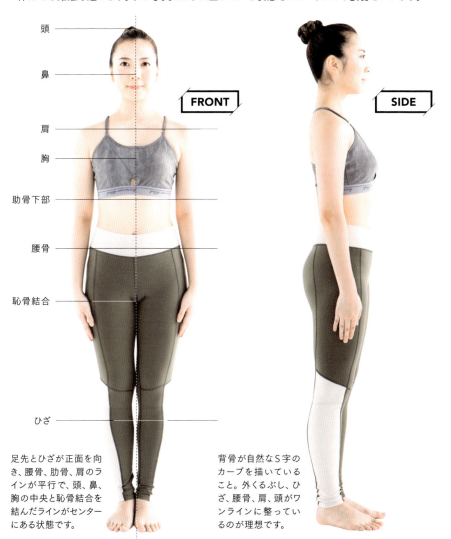

FRONT

頭
鼻
肩
胸
助骨下部
腰骨
恥骨結合
ひざ

足先とひざが正面を向き、腰骨、肋骨、肩のラインが平行で、頭、鼻、胸の中央と恥骨結合を結んだラインがセンターにある状態です。

SIDE

背骨が自然なS字のカーブを描いていること。外くるぶし、ひざ、腰骨、肩、頭がワンラインに整っているのが理想です。

○ DVD Chapter
ピラティスの基本 呼吸編

ピラティスの呼吸は、鼻から吸い、口からろうそくの火を消すように細く吐くのが基本です。横隔膜と、インナーマッスルのなかでもコアマッスルといわれる骨盤から肋骨にかけて横についている筋肉（腹横筋）、背骨につく深部の筋肉（多裂筋）、子宮や内臓を支える筋肉（骨盤底筋群）の4つを一体にして行います。呼吸によって体幹が安定し、動きやすい体の土台をつくります。

基本の Breathing
ブリージング

仰向けになってひざを曲げて、座骨、ひざ、足先は一直線上にくるようにします。手を肋骨に当て、親指が背中側に、ほかの4本の指は体の正面に当てます。呼吸は、肋骨が横とうしろに広がるのを感じながら、鼻から吸います。吐くときは親指以外の4指が骨盤の方向に傾くのを感じます。

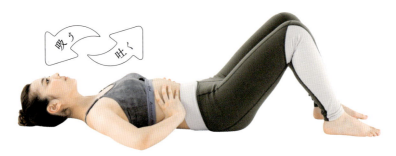

[ニュートラル]

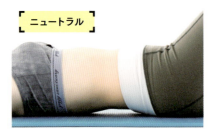

腰と背中の自然なカーブを保っている状態です。手のひらを腰骨に、指先を恥骨に置いたとき、手のひらが床と平行になる程度に腰と背中がカーブを描いています。

[インプリント]

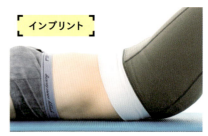

ニュートラルの状態から少しだけ骨盤を後傾させた状態で、腰と床の接地面がニュートラルより多くなります。そのため仰向けで両足を上げるエクササイズの場合は、腰への負担が軽減されます。

THE FIRST PILATES

PROLOGUE　はじめてのピラティス

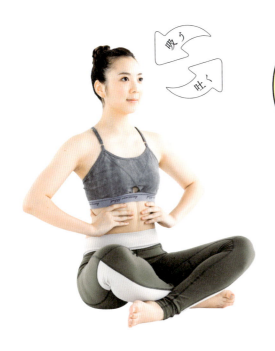
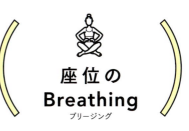

座位の Breathing
ブリージング

あぐらをかき、手を肋骨にあて、親指が背中側に、ほかの4本の指は体の正面に当てます。息を吸うときは、膣を引き上げ、少しキツめのパンツのジッパーを上げるときのように、下腹部に力を入れる感覚を再現しながら肋骨の横とうしろを広げていきましょう。息を吸ったときに首や肩が上がらないように注意しましょう。吐くときは、膣を引き上げる感覚を保ちつつ、肋骨を内側に向かって閉じていくイメージです。

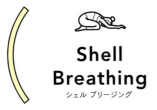

Shell Breathing
シェル ブリージング

正座をしてかかとにお尻をのせ、肋骨を中にしまうようなイメージで上体を覆いかぶせ、腕は前へ伸ばします。息を吸うときは、お腹の中から風船を膨らませるような感覚で、背中を広げていく意識で行います。吐くときは肋骨を閉じることを意識しましょう。

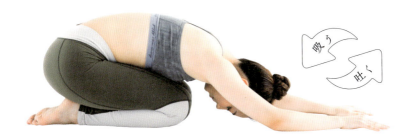

Column

1 ピラティスとヨガの違い

「ヨガとどう違うの？」と聞かれることが多いピラティス。
どちらも目的ははっきりしています。2つのエクササイズの違いを
理解して取り組めば、より一層効果も高まります。

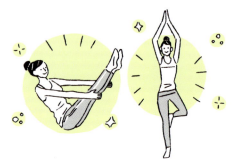

マットや床の上で行うエクササイズとして、ピラティスとヨガは共通点が多く、似ている動きもたくさんあります。また、呼吸を重要視する点も類似しています。しかし、発展の歴史や呼吸方法などから見ると厳密には違うものだといえます。

ヨガは紀元前からなんらかの修行法とされていたのがはじまりとされていますが、ピラティスは、第一次世界大戦の戦中、戦後に従軍看護師であったジョセフ・ピラティスによって開発され、傷ついた兵士たちのリハビリとして始まりました。

呼吸に関しては、ヨガが鼻から吸って鼻から吐く鼻呼吸であるのに対して、ピラティスは鼻から吸って口から吐くという呼吸法をとっています。

また、ヨガは心と体、精神の融合を目指すためスピリチュアルな面を重視しているところがありますが、ピラティスはインナーマッスルを鍛えて姿勢を正すことでバランス感覚を養い、体全体を強くしなやかに鍛えるというようなフィジカル面にフォーカスしています。そのために、より正しいフォームで行うことを大切にしています。正しいフォームはエクササイズの効果を高めてくれるからです。

ピラティスは、エクササイズを通じて心と体をコントロールするだけでなく、より正確性を求めることも重要視しています。ですから、動きの一つひとつはもちろん、ターゲットとなる筋肉や骨へ意識を向けて集中して行ってほしいのです。その結果、メンタル面でも集中力が高まるなどのよい影響が期待できます。最終的にはピラティスの動きを日常生活の中で実践でき、心と体が健康になることを目指しています。

Part 1

正しい姿勢で
美しくなる
基本のプログラム

正しい姿勢で美しくなる
基本のプログラム

**全身の骨格を
正しいポジションに戻す**

S字カーブを描き自在に動く背骨、
安定した肩甲骨、ゆがみのない骨盤、
柔軟性のある股関節。
美しく、疲れにくい、
正しい姿勢へと導くプログラムです。

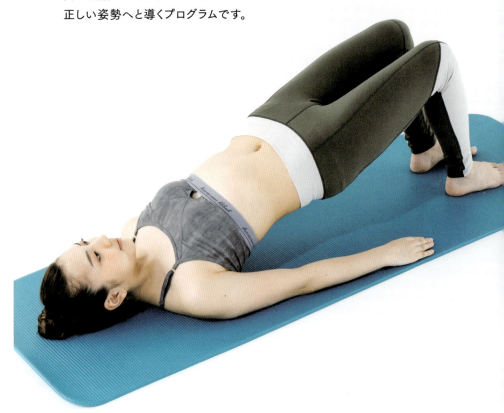

PROGRAM

○ **ピラティスの基本** （ 基本の **Breathing** ブリージング ）

▽

○ *Exercise Number* **1-1**
骨盤を正しい位置に戻す
Imprint and release　インプリント アンド リリース —— **P.28**

▽

○ *Exercise Number* **1-2**
美しい姿勢を保つ
Bugs　バグス ———————————— **P.30**

▽

○ *Exercise Number* **1-3**
首の自然なカーブをつくる
Length of the neck　レングス オブ ザ ネック —— **P.32**

▽

○ *Exercise Number* **1-4**
ヒップに自然な丸みを
Pelvic bridge　ペルヴィック ブリッジ ———— **P.34**

▽

○ *Exercise Number* **1-5**
股関節を柔軟にする
Hip release　ヒップ リリース ———————— **P.36**

▽

○ *Exercise Number* **1-6**
肩甲骨をしなやかに動かす
Arm circle　アーム サークル ———————— **P.38**

▽

○ *Exercise Number* **1-7**
デコルテに張りをもたせる
Spinal rotation　スパイナル ローテーション —— **P.40**

合計 **12** 分

Exercise Number **1-1**

骨盤を正しい位置に戻す

Imprint and release －インプリント アンド リリース－

1

骨盤をニュートラルの位置に

仰向けになってひざを立て、腕は体の横に置いて、手のひらは床につけます。坐骨、かかと、足先は一直線上にくるようにします。ニュートラルポジション（骨盤と床が平行になる位置）にセットして、息を吸って準備します。

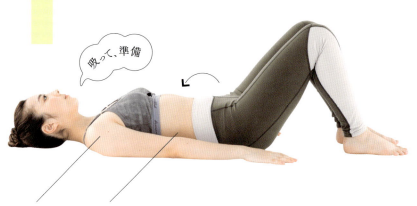

吸って、準備

肩は自然に下ろす

空気を背中に入れるような感覚で

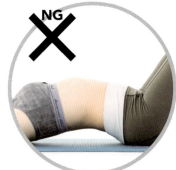

NG

体に力が入りすぎると、腰が反ってしまい、負担がかかります。床に全身を預けるつもりで、リラックスして。

28　THE FIRST PILATES

Part 1 正しい姿勢で美しくなる基本のプログラム

骨盤をゆりかごのように前後に動かしながら、ニュートラルポジションを体に覚えさせるエクササイズです。

こんな悩みに効く！
腰痛、肥満

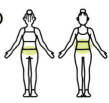

骨盤を後傾させて腰を守る

息を吐きながら、下腹を使って肋骨と骨盤を近づけるような感覚でお腹を引き上げながら、骨盤を後傾させます。腰と床の隙間が狭くなるこのポジションが、インプリントです。鼻から息を吸いながら、**1**の姿勢に戻ります。

2

吐く

肋骨を内側に閉じるイメージ

EASY!

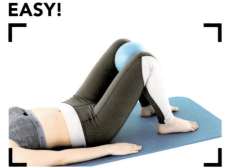

骨盤をうまく動かせないときは、左右のひざでボールを挟むと、ももの内側からの刺激の連動で骨盤に意識が集中しやすくなります。

5回

Exercise Number 1-2

美しい姿勢を保つ

Bugs － バグス －

基本の姿勢
仰向けになってひざを立て、腕は体の横に置いて、手のひらは床につけます。坐骨、かかと、足先は一直線上にくるようにします。ニュートラルポジション（骨盤と床が平行になる位置）にセットして、息を吸って準備します。

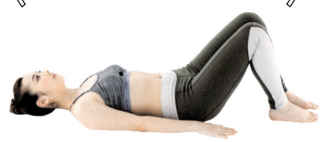

1

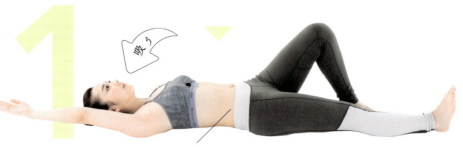

吸う

腰を反らさない

お腹に力を入れて片手、片足を伸ばす

基本の姿勢から、息を吸って、右手右足をできるだけ遠くへ伸ばしましょう。吐いて基本の姿勢に戻り、反対も同様に行います。

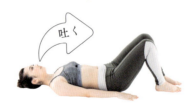

吐く

左右各 **2** 回

30　THE FIRST PILATES

Part 1 正しい姿勢で美しくなる基本のプログラム

骨盤や肋骨まわりについている多くの筋肉の配置を安定させるエクササイズです。自然な腰のカーブを取り戻します。

こんな悩みに効く！
姿勢が悪い、反り腰

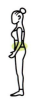

2

さらにお腹を使って両手、両足を伸ばす
息を吸いながら両手、両足をできるだけ遠くに伸ばし、息を吐きながら基本の姿勢に戻ります。

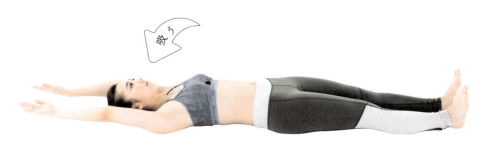

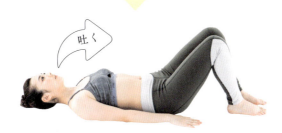

両手両足で **3**回

Exercise Number **1-3**

首の自然なカーブをつくる
Length of the neck －レングス オブ ザ ネック－

基本の姿勢
仰向けになってひざを立て、腕は体の横に置いて、手のひらは床につけます。坐骨、かかと、足先は一直線上にくるようにします。ニュートラルポジション（骨盤と床が平行になる位置）にセットして、息を吸って準備します。

吸って、準備

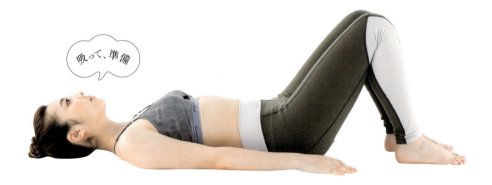

EASY!

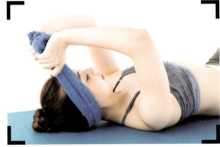

首が牽引されている感覚が得られないようならタオルを使いましょう。首にかけて両端をつかみ、斜め上に引っ張ります。

Part **1** 正しい姿勢で美しくなる基本のプログラム

首と頭を本来のポジションに整えるエクササイズです。背骨につながる頸椎の自然なカーブと動きを引き出します。

こんな悩みに効く！
首、肩のコリ

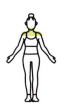

1

背中は床につけたまま目線のみを動かす

背中全体を床にしっかりと預け、ゆっくりと息を吐きながら目線を下げていきます。肩の力は自然に抜きます。ゆっくりうなずくような動きです。

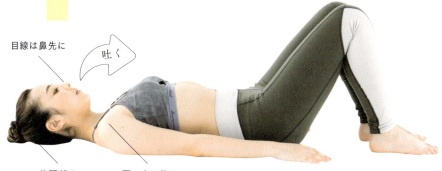

目線は鼻先に

吐く

後頭部は床から離さない

肩の力は抜く

CHECK!

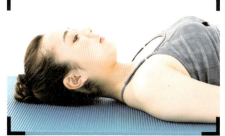

首を動かそうと思うと肩に力が入ってしまうので、ちょっと大げさに目線を動かす、この地味な動きが効きます！

5回

33

Exercise Number 1-4

ヒップに自然な丸みを

Pelvic bridge － ペルヴィック ブリッジ －

基本の姿勢
仰向けになってひざを立て、腕は体の横に置いて、手のひらは床につけます。坐骨、かかと、足先は一直線上にくるようにします。ニュートラルポジション（骨盤と床が平行になる位置）にセットして、息を吸って準備します。

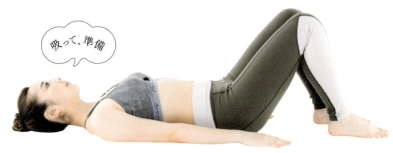

吸って、準備

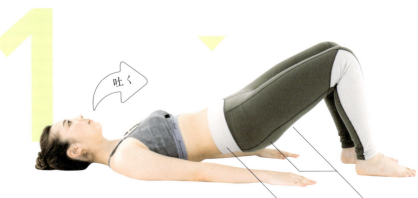

吐く

1

**足裏を床にしっかりとつけて
お尻をもち上げていく**

足は腰幅程度に開くと安定します。足裏をしっかりと床につけて、骨盤はインプリントを意識しながら、ゆっくりとお尻を上げていきます。

インプリント

お尻とハムストリングス（太ももの裏側）で体をもち上げていく

Part 1 　正しい姿勢で美しくなる基本のプログラム

小さな背骨一つひとつを意識しながら、お尻と太ももの裏側（ハムストリングス）を引き締めるエクササイズです。

こんな悩みに効く！
垂れ尻、扁平尻

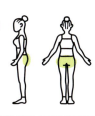

お尻と太ももの裏側を意識する

肩甲骨まで体をもち上げたら息を吸って姿勢をキープします。骨盤をインプリントに保って、腰を守ります。

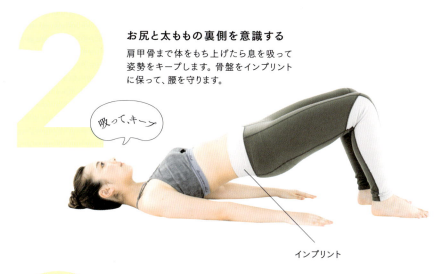

吸って、キープ

インプリント

背中から順にゆっくりと体を床に下ろす

息を吐きながら背中、腰、お尻の骨を上から一つひとつ下ろしていきます。腰が床についてから腰のトンネルを埋めるようにして骨盤をインプリントからニュートラルへ。基本の姿勢に戻ります。

吐く

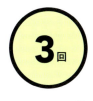

3回

Exercise Number 1-5

股関節を柔軟にする
Hip release －ヒップ リリース－

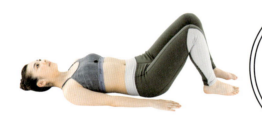

基本の姿勢
仰向けになってひざを立て、腕は体の横に置いて、手のひらは床につけます。坐骨、かかと、足先は一直線上にくるようにします。ニュートラルポジション（骨盤と床が平行になる位置）にセットします。

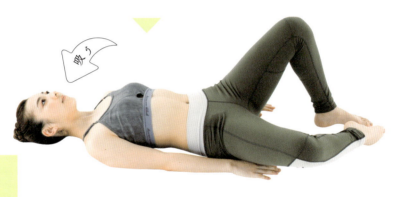

1

硬くなりがちな股関節を外に開く

基本の姿勢からスタート。鼻から息を吸いながら、まずは右足のつけ根を外に開き、続けて右足を遠くにまっすぐ伸ばします。

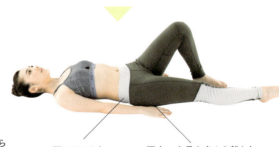

腰は反らさない　　両方の坐骨を床から離さない

36　THE FIRST PILATES

硬くなりやすい股関節まわりをほぐして柔軟にし、足全体の動きをなめらかにするためのエクササイズです。

こんな悩みに効く！
下半身太り

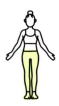

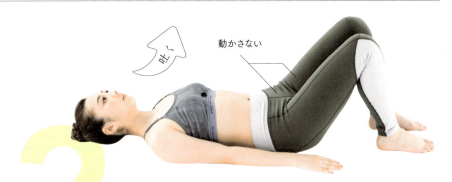

伸ばした足をゆっくりと元に戻す

息を吐きながら、1で伸ばした右足を、基本の姿勢まで戻します。このとき、ひざをただカクンと折るのではなく、内太ももと股関節の前側の筋肉を使って引っ張り上げていきます。

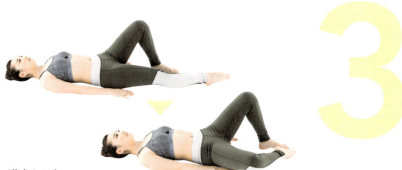

逆まわしも
できるだけなめらかに

逆まわしを行います。息を吸いながら右足を伸ばし、吐きながら右足のひざを曲げて外に開き、基本の姿勢へ。左足も同様に行います。

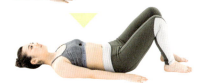

左右 内まわし 外まわし 各**3**回

Exercise Number **1-6**

肩甲骨をしなやかに動かす
Arm circle －アーム サークル－

1 肩甲骨の動きを意識して両手を上げる

息を吸いながら、両手を上げていきます。天井に向けて上げたらバンザイをするように頭の上方へ。

基本の姿勢
仰向けになってひざを立て、腕は体の横に置いて、手のひらは床につけます。坐骨、かかと、足先は一直線上にくるようにします。ニュートラルポジション（骨盤と床が平行になる位置）にセットします。

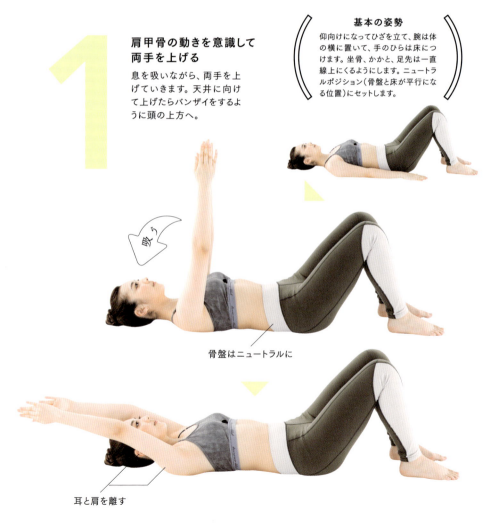

吸う

骨盤はニュートラルに

耳と肩を離す

Part 1 　正しい姿勢で美しくなる基本のプログラム

上下や内側、外側に自在に動く肩甲骨を肋骨の上で安定させながら滑るように動かすエクササイズです。

こんな悩みに効く！
肩こり、バスト下垂

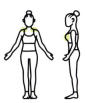

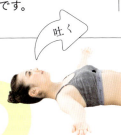

肩甲骨を上から下へと動かす
息を吐きながら、両手を肩の真横に広げ、基本の姿勢に戻ります。

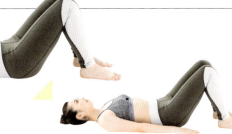

外まわし **3回**

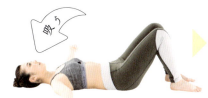

逆まわしも なめらかに
息を吸いながら、肩の高さで両手を広げ、バンザイするように頭の上へもっていきます。息を吐きながら両手を天井に向けて上げ、体の横に戻し、基本の姿勢に戻ります。

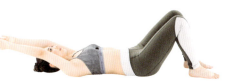

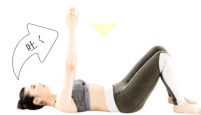

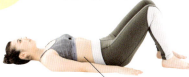

背中に空気を入れる

内まわし **3回**

39

Exercise Number **1-7**

デコルテに張りをもたせる

Spinal rotation － スパイナル ローテーション －

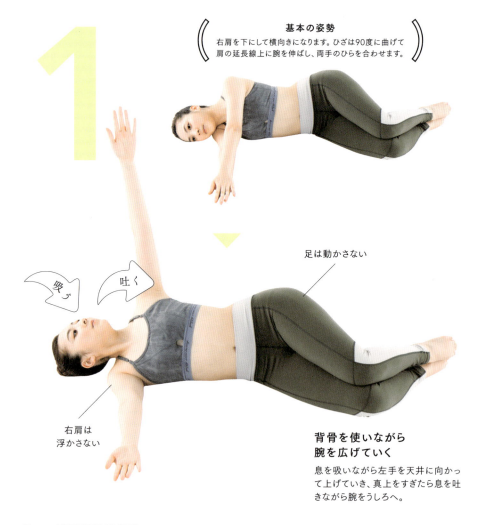

基本の姿勢
右肩を下にして横向きになります。ひざは90度に曲げて肩の延長線上に腕を伸ばし、両手のひらを合わせます。

吸う　吐く

足は動かさない

右肩は浮かさない

背骨を使いながら腕を広げていく
息を吸いながら左手を天井に向かって上げていき、真上をすぎたら息を吐きながら腕をうしろへ。

Part 1 　正しい姿勢で美しくなる基本のプログラム

ひねることで、背骨一つひとつの間を蛇腹のように広げていくエクササイズです。背骨のつまりを解消します。

こんな悩みに効く！
代謝が低い、冷え性

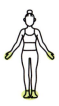

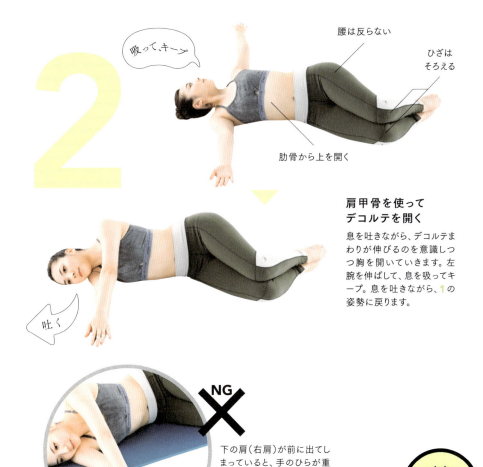

肩甲骨を使って デコルテを開く

息を吐きながら、デコルテまわりが伸びるのを意識しつつ胸を開いていきます。左腕を伸ばして、息を吸ってキープ。息を吐きながら、1の姿勢に戻ります。

下の肩（右肩）が前に出てしまっていると、手のひらが重なりません。左右の肩の位置と手のひらを重ねることを意識して。

左右各 **3** 回

Column

2 / トレーニングとしてのピラティス

どんなスポーツでも、インナーマッスルや体幹の強さは、アドバンテージになります。そのため多くのアスリートが、普段のトレーニングにピラティスを取り入れています。

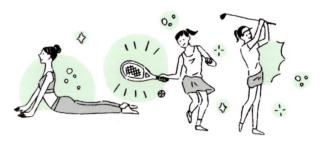

トレーニングにピラティスを取り入れることで、パフォーマンスの底上げを試みているアスリートは、国内外問わずたくさんいます。特にバレリーナやダンサーなどに、ピラティスはとても人気があります。舞台上で映える大きな動きを身につけたい、しなやかな動きを身につけたいといった身体能力の限界ぎりぎりで表現するとき、非常に役に立つからです。

ピラティスは、ゴルフやテニスといった左右非対称の動きが多いスポーツにも効果的です。というのは、どうしても利き手や利き足側だけが、必然的に筋力が強まってしまうものだから。そうなると動きに左右差が出てきてしまったり、利き手や利き足ではないほうの動きはコントロールしづらかったりということが起こります。

ゴルフではタイガー・ウッズ選手や、上田桃子選手がトレーニングにピラティスを取り入れていたのは有名な話。また、テニスでは、元プロテニスプレーヤーの伊達公子選手がピラティスをトレーニングの一環としていたことは、現役当時よくメディアなどで話していました。メジャーリーガーやモデルたちも、ケガの予防はもちろん、いかにバランスのよい体に見せるかという目的で取り入れている人が多いようです。

最近では平昌(ピョンチャン)オリンピックで活躍したカーリングの選手も、トレーニングにピラティスを取り入れたことで体の左右バランスがよくなり、ストーンをイメージ通りにまっすぐ滑らせることができるようになったと語っています。

ピラティスの重要性がプロスポーツ選手に認められているのは、体のゆがみを調整できることやインナーマッスルが使えることがさまざまなスポーツで大切だと理解されているからなのです。

Part
2

スムーズに
動ける体になる
プログラム

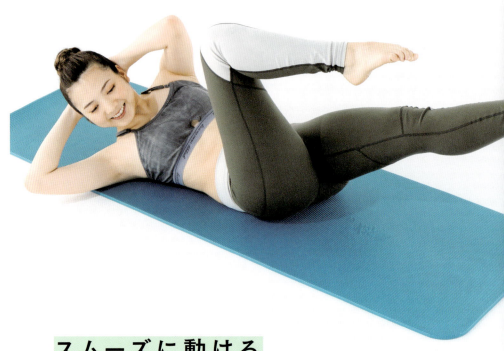

スムーズに動ける体になるプログラム

体の柔軟性を高めてしなやかで動ける体に

Part1では基本的に寝姿勢だけでしたが、Part2では、
そこから足を上げたり上体を起こしたりした
不安定な体勢で行うエクササイズが加わります。
そのため、柔軟性や体幹の強さが身について可動域が広がり、
スムーズな動きができるようになります。

PROGRAM

Exercise Number
◎ 2-1 上半身を総合的に整える
Abe prep アブ プレップ ——————————— **P.46**

Exercise Number
◎ 2-2 下腹を引き締める
Table top テーブル トップ ——————————— **P.48**

Exercise Number
◎ 2-3 立ち姿を美しく
Stomach lift ストマック リフト ——————————— **P.50**

Exercise Number
◎ 2-4 美しい背中をつくる
Swimming prep スイミング プレップ ——————————— **P.52**

◎ ピラティスの基本 （ ストレッチのための Shell Breathing ）
シェル ブリージング

Exercise Number
◎ 2-5 くびれをつくる
Obliques オブリークス ——————————— **P.54**

Exercise Number
◎ 2-6 腰の動きをなめらかにする
Half roll back ハーフ ロール バック ——————————— **P.56**

Exercise Number
◎ 2-7 わき腹を締め、腕をしなやかに
Saw ソウ ——————————— **P.58**

Exercise Number
◎ 2-8 下半身を引き締める
Side kick サイド キック ——————————— **P.60**

合計 **16** 分

◯ Exercise Number **2-1**

上半身を総合的に整える

Abe prep　− アブ プレップ −

基本の姿勢
仰向けになってひざを立て、腕は体の横に置いて、手のひらは床につけます。坐骨、かかと、足先は一直線上にくるようにします。ニュートラルポジション（骨盤と床が平行になる位置）にセットして、息を吸って準備します。

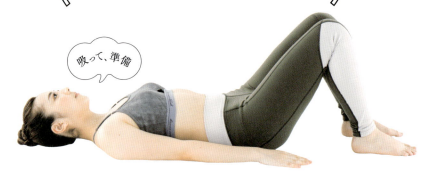

吸って、準備

1

頭から順に上体を起こし首を伸ばす

息を口から細く吐きながら、首のうしろを伸ばすことを意識しつつ、頭のてっぺんから順番に起こしていきます。

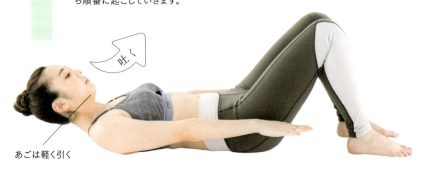

吐く

あごは軽く引く

Part 2　スムーズに動ける体になるプログラム

頭、首、肩、胸の順に上体を丸めていきながら、体幹で上半身を支えるエクササイズです。腹筋の上部を温めます。

こんな悩みに効く！
胃が出ている、体幹が弱い

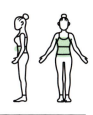

頭、首、胸の上部あたりまで連動させて丸める

息を吐き続けながら肩甲骨が床から離れる程度まで上体を起こし、キープします。目線はひざあたりに、腕は肩の延長線上に。

「アブ プレップ」といったらこの上半身に！

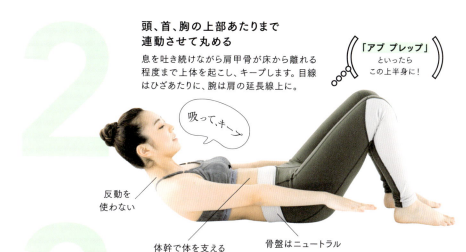

吸って、キープ

反動を使わない

体幹で体を支える

骨盤はニュートラル

下のほうから順に床に上体を下ろす

息を吐きながら下のほうの背骨から一つひとつ床に下ろしていき、肩までついたら目線を天井に戻し、首の力を抜き、基本の姿勢に戻ります。

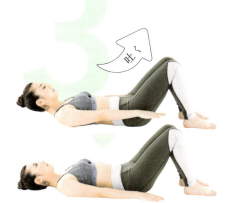

吐く

EASY!

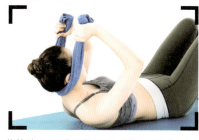

体幹だけで上体を起こすのが難しい場合、タオルを使います。うなじにタオルをかけて、タオルの両端を左右の手で引っ張り上げれば腹筋が弱い人でも上体を起こせます。

5回

Exercise Number **2-2**

下腹を引き締める
Table top　- テーブル トップ -

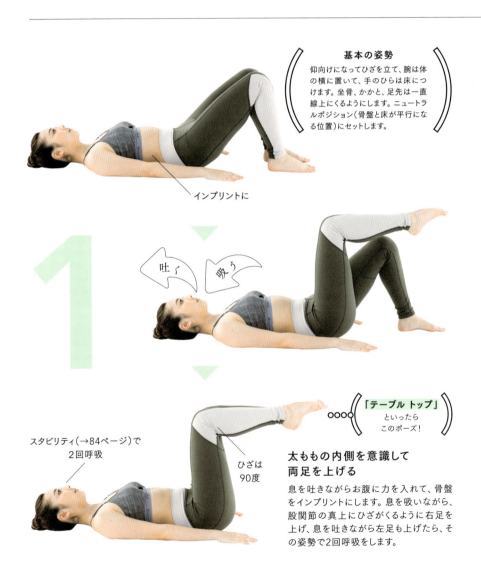

基本の姿勢
仰向けになってひざを立て、腕は体の横に置いて、手のひらは床につけます。坐骨、かかと、足先は一直線上にくるようにします。ニュートラルポジション（骨盤と床が平行になる位置）にセットします。

インプリントに

1

吐く　吸う

「テーブル トップ」といったらこのポーズ!

スタビリティ（→84ページ）で2回呼吸

ひざは90度

太ももの内側を意識して両足を上げる
息を吐きながらお腹に力を入れて、骨盤をインプリントにします。息を吸いながら、股関節の真上にひざがくるように右足を上げ、息を吐きながら左足も上げたら、その姿勢で2回呼吸をします。

Part 2 スムーズに動ける体になるプログラム

骨盤と腰椎を安定させて、足を動かすことで股関節の前部分や下腹部分の筋肉を鍛えるエクササイズです。

こんな悩みに効く！
下腹ぽっこり、便秘

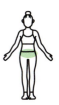

お腹にしっかり力を入れて骨盤を安定させて足を動かす

息を吐きながら、片足の足先を床につけ、基本の姿勢に戻ったら息を吸い、反対も同様に行います。左右各5回ずつ。

吸う　吐く

片足ずつ基本の姿勢に戻る

息を吐きながら右足、左足の順に下ろして基本の姿勢に戻ります。

吐く

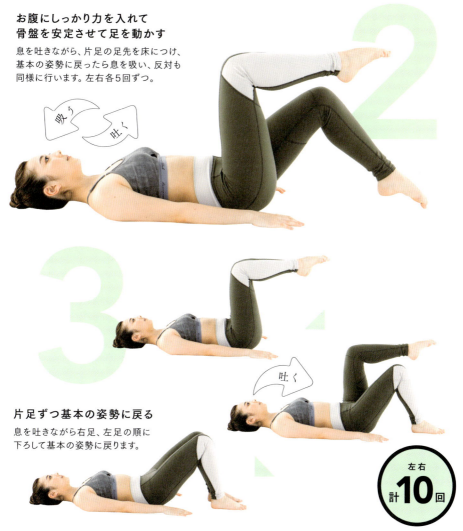

左右計10回

Exercise Number **2-3**

立ち姿を美しく
Stomach lift −ストマックリフト−

1

**うつ伏せ姿勢は骨盤の
ニュートラルを強く意識**

うつ伏せになり、足は腰幅に開き、手のひらは耳と肩の間あたりに置きます。鎖骨を意識して、デコルテは広く保ちます。

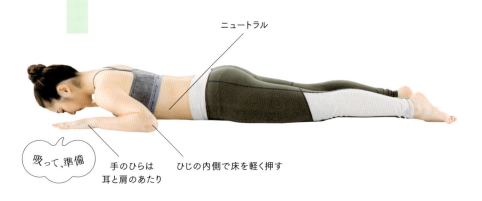

ニュートラル

吸って、準備

手のひらは耳と肩のあたり

ひじの内側で床を軽く押す

CHECK!

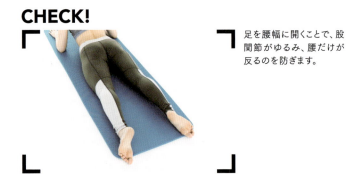

足を腰幅に開くことで、股関節がゆるみ、腰だけが反るのを防ぎます。

Part 2　スムーズに動ける体になるプログラム

背骨一つひとつを使って上体を起こすことで、背中がまっすぐに伸びて、美しく立てるようになるエクササイズです。

こんな悩みに効く！
反り腰、猫背

お腹の力を使って背中を反らす

息を吐きながら、頭のてっぺんから肋骨が浮かないところまで上体を反らせます。息を吸ってキープしたら、今度は吐きながら、肋骨のいちばん下から一つひとつ床に下ろしていきます。

2

- アゴが前に出ないように
- 肩、首はリラックス
- お尻、足はリラックス
- 吸って、キープ
- デコルテを開くように
- 肋骨下部は床につけたまま

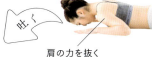

吐く

肩の力を抜く

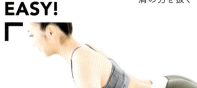

EASY!

腰を反らせすぎて痛めないように、骨盤をインプリントにします。その感覚がわかりづらいときは、お腹の下にパッドやタオルを敷くといいでしょう。

5回

Exercise Number **2-4**

美しい背中をつくる
Swimming prep － スイミング プレップ －

1

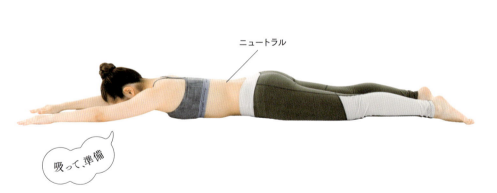

ニュートラル

吸って、準備

うつ伏せの姿勢から息を吸って、準備

うつ伏せになり、足は腰幅に、手は肩幅に開いて伸ばします。背骨をニュートラルに保ち、息を吸って準備。

Part 2 スムーズに動ける体になるプログラム

うつ伏せの姿勢で、骨盤を安定させながら、背筋を使って、体幹から手足を動かすエクササイズです。

こんな悩みに効く！

垂れ尻、背中のたるみ

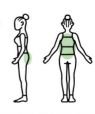

2

お腹で体を安定させながら手足を引っ張り合うように

息を吐きながら、左手と右足を引っ張り合うように、対角線上に上げていきます。ゆっくりと息を吸いながら**1**の姿勢に戻ったら、反対も同様に行います。

足は股関節から上げる

手は肩甲骨から腕全体を上げる

吐く

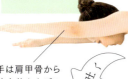

腕が上がりにくい場合は腕の幅を広げ、手のひらは内側を向くようにして、親指を上に。手や腕で体を支えないように、全身をバランスよく床に預けます。

POINT!

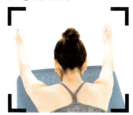

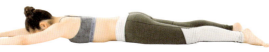

左右交互に **各5回**

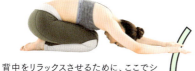

背中をリラックスさせるために、ここでシェル ブリージング（→23ページ）をしてストレッチをします。息を吸って準備。息を吐いて、肋骨を閉じて背中をリラックスさせます。これを3回、行いましょう。

Shell Breathing
シェル ブリージング

Exercise Number 2-5

くびれをつくる
Obliques －オブリークス－

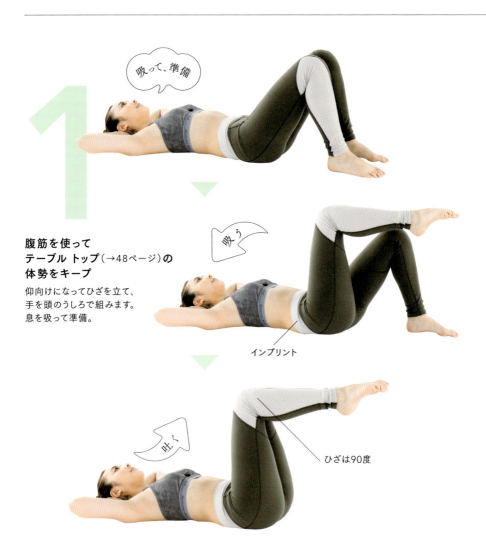

**腹筋を使って
テーブル トップ（→48ページ）の
体勢をキープ**

仰向けになってひざを立て、
手を頭のうしろで組みます。
息を吸って準備。

Part 2　スムーズに動ける体になるプログラム

胸郭をねじることでお腹のわきに斜めに走る筋肉（腹斜筋）に刺激を入れて、柔軟性を高めるエクササイズです。

こんな悩みに効く！
メタボリック症候群、寸胴

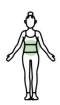

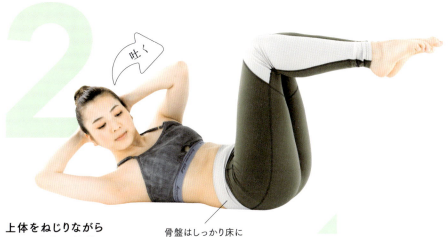

吐く

骨盤はしっかり床に

吐く

腹斜筋を意識して

上体をねじりながらさらに腹筋に刺激を

息を吐きながら頭から順に肩甲骨まで上体を起こします。息を吸って準備をし、吐きながら骨盤、足のポジションはキープしたまま、左ひじを右ひざへ近づけます。センターに上体を戻したら反対も同様に行います。

この動きにCHALLENGE!

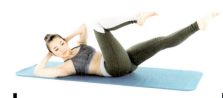

足を伸ばしながら体をねじる

1のテーブルトップまでの行程、**2**の上体を起こすまでの行程は同じ。息を吸って準備をし、吐きながら左ひじを右ひざへ近づけると同時に、左足を伸ばします。反対も同様に。

左右計10回

Exercise Number 2-6

腰の動きをなめらかにする
Half roll back － ハーフ ロール バック －

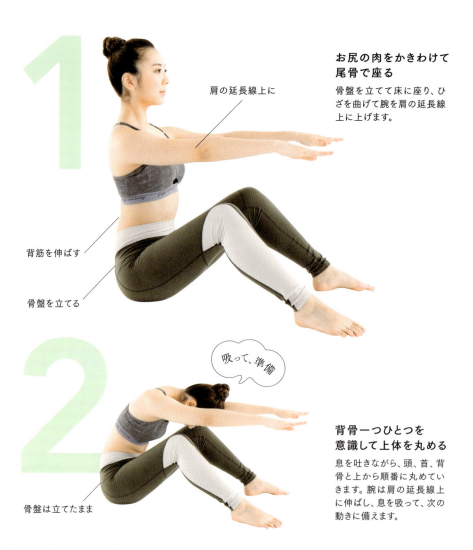

1

肩の延長線上に

背筋を伸ばす

骨盤を立てる

お尻の肉をかきわけて尾骨で座る

骨盤を立てて床に座り、ひざを曲げて腕を肩の延長線上に上げます。

2

吸って、準備

骨盤は立てたまま

背骨一つひとつを意識して上体を丸める

息を吐きながら、頭、首、背骨と上から順番に丸めていきます。腕は肩の延長線上に伸ばし、息を吸って、次の動きに備えます。

Part 2　スムーズに動ける体になるプログラム

背面はしなやかな丸みをともなうカーブを保ちながら、腹筋と股関節を同時に鍛えるエクササイズです。

こんな悩みに効く！
低代謝、低体温

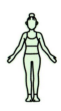

3

お腹に力を入れて体を安定させる

息を吐きながら股関節とお腹を離すようにして、上体をうしろに倒します。息を吸ってキープしたら、吐きながら上体を前に倒して 2 の姿勢に戻ります。

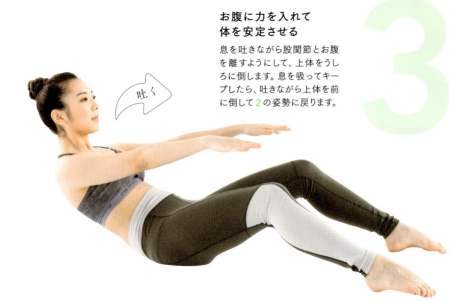

吐く

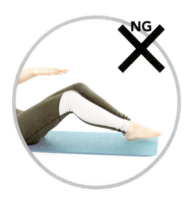

NG

3 で体をうしろに倒したとき、足が床から離れてしまうのは、腹筋で体を支えられていない証拠です。お腹を、伸ばしながら使うことを意識して、足を浮かせないようにしましょう。かかとで床を押すことでもも裏も意識でき、動きのサポートになります。

5〜8回

Exercise Number **2-7**

わき腹を締め、腕をしなやかに

Saw －ソウ－

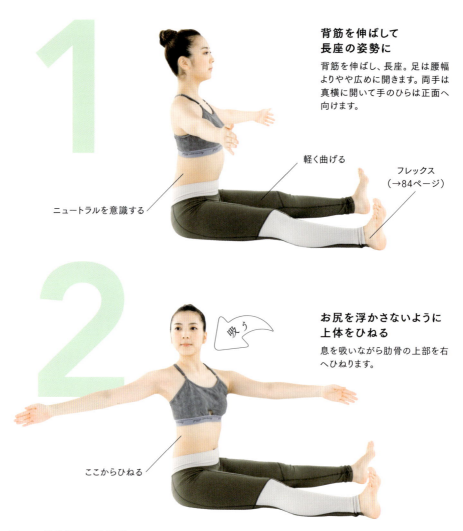

背筋を伸ばして長座の姿勢に

背筋を伸ばし、長座。足は腰幅よりやや広めに開きます。両手は真横に開いて手のひらは正面へ向けます。

軽く曲げる

フレックス（→84ページ）

ニュートラルを意識する

お尻を浮かさないように上体をひねる

息を吸いながら肋骨の上部を右へひねります。

吸う

ここからひねる

Part 2　スムーズに動ける体になるプログラム

長座の姿勢から、屈曲と回旋を組み合わせて背骨を動かすエクササイズです。ひねる動作で腕のシェイプアップが期待できます。

こんな悩みに効く！

二の腕（ふり袖）、わき腹

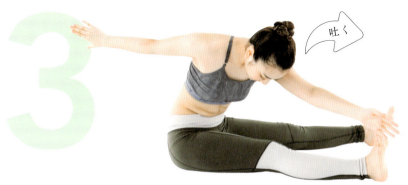

骨盤を安定させて体を前屈させる

息を吐きながら、頭のてっぺんから上体を丸め、右手は親指を下にしてできるだけ遠くに伸ばします。息を吸いながら背骨の下から順に、一つずつ立ち上げ手のひらを正面に。

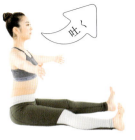

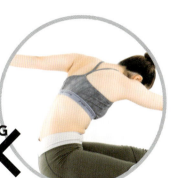

骨盤が後傾してしまうと、腰が曲がってしまいます。骨盤を立てて、腰から背中を均等に伸ばすことを意識しましょう。

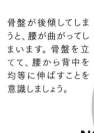

左右交互に各 3〜5 回

○ *Exercise Number* **2-8**

下半身を引き締める
Side kick − サイド キック −

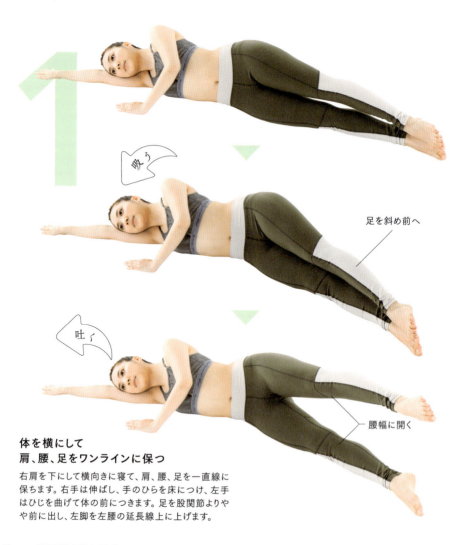

**体を横にして
肩、腰、足をワンラインに保つ**

右肩を下にして横向きに寝て、肩、腰、足を一直線に保ちます。右手は伸ばし、手のひらを床につけ、左手はひじを曲げて体の前につきます。足を股関節よりやや前に出し、左脚を左腰の延長線上に上げます。

Part 2 スムーズに動ける体になるプログラム

横向きのポジションで体を安定させながらキックをすることで、股関節まわりやハムストリングス（太ももの裏側）を鍛えるエクササイズです。

こんな悩みに効く！
太ももの裏側のセルライト、むくみ

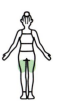

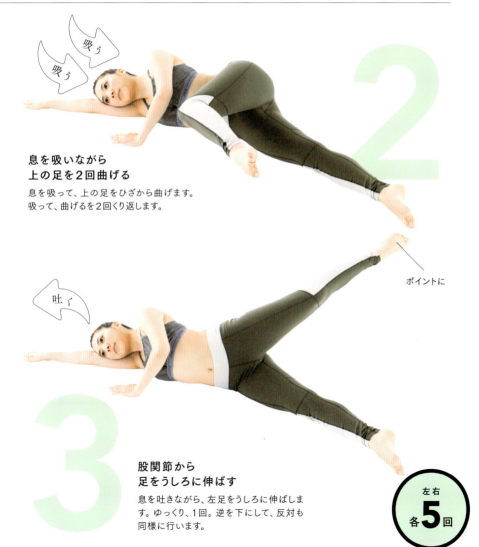

息を吸いながら上の足を2回曲げる
息を吸って、上の足をひざから曲げます。吸って、曲げるを2回くり返します。

股関節から足をうしろに伸ばす
息を吐きながら、左足をうしろに伸ばします。ゆっくり、1回。逆を下にして、反対も同様に行います。

左右各**5**回

Column

3 / 元祖・体幹トレーニング

スポーツのパフォーマンスアップやシェイプアップ目的で行う体幹トレーニングは、今、注目の的。体幹やインナーマッスルを大切にするピラティスは、まさにその元祖といえます。

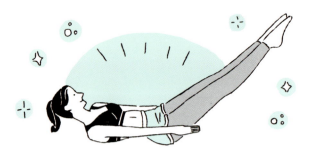

　今でこそ一般的になり、注目度も高い**体幹トレーニング**。頭と、両腕両足の四肢を除く胴体部分である体幹は、インナーマッスルはもちろん、アウターマッスル（表層筋）もたくさん含まれていて、しっかりと鍛えれば**代謝アップ**などの効果が期待できます。

　ピラティスこそは、まさにこの**体幹トレーニングの元祖**ともいえます。人間は、腕や足を動かすとき、必ず体幹を使って軸を安定させるように脳が指令を出しています。たとえば、腕を伸ばして何かものを取ろうとしたとき、腕だけを伸ばすことはあり得ません。体幹で支え、肩甲骨から腕全体を使って動作を生み出します。スポーツ選手でいえば、野球のピッチャーも、手や腕だけではボールを投げていません。だから「振りかぶって」足からのパワーを使い、ばねと勢いをつくることでより速いボールを投げられるようになるのです。足を使って歩くときも同じで、本来は体幹部であるお腹あたりから足を一歩前に出すように脳は指令しています。ところが体のバランスをとろうとして、小さな歩幅でひざ下だけを使って歩くと、体本来の使い方がだんだんできなくなります。そのため骨格がゆがんだり、**筋肉がアンバランス**についたりしてしまいます。

　ピラティスを行うと、こうした**不具合やアンバランスが矯正され、体幹を使った動作**ができるようになります。そしてピラティスにおいて体幹を鍛えるために重要視しているのが、**鼻から吸って口から吐く呼吸法**です。この呼吸法によって自然と**インナーマッスル**が鍛えられ、**アウターマッスル**も連動して使えることになります。

Part 3

シェイプアップ＆
ボディメイクの
プログラム

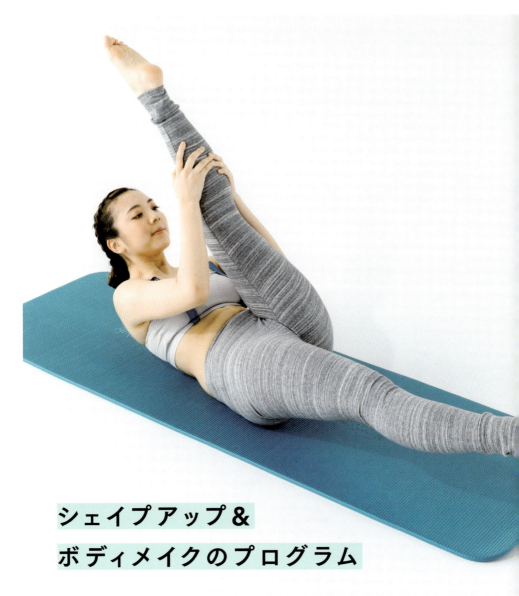

シェイプアップ＆
ボディメイクのプログラム

しなやかなカービングをもつ理想のボディラインに

背中、お尻、太ももなど、つい手を抜きがちなバックスタイルを
引き締めて集中的にケアをします。
さらにバストアップやウエストまわりをシェイプさせることで
女性らしい体のラインをつくるプログラムです。

PROGRAM

Exercise Number
3-1 股関節をスムーズに動かす
Rocking isolation　ロッキング アイソレーション ——————— **P.66**

Exercise Number
3-2 バストアップに効果あり
Scapula isolation　スカピュラ アイソレーション ——————— **P.68**

Exercise Number
3-3 背中のムダ肉をとる
Cat　キャット ——————— **P.70**

Exercise Number
3-4 女性らしいラインをつくる
Hip cat　ヒップ キャット ——————— **P.72**

ピラティスの基本　座位の Breathing
ブリージング

Exercise Number
3-5 全身をシェイプアップする
Hundred　ハンドレッド ——————— **P.74**

Exercise Number
3-6 お腹のぜい肉を落とす
Roll over　ロール オーバー ——————— **P.76**

Exercise Number
3-7 太ももを引き締める
Scissors　シザーズ ——————— **P.78**

Exercise Number
3-8 ヒップをキュッと上げる
Single leg extension　シングル レッグ エクステンション —— **P.80**

Exercise Number
3-9 全身のラインを整える
Swan dive prep　スワン ダイブ プレップ ——————— **P.82**

ピラティスの基本　ストレッチのための Shell Breathing
シェル ブリージング

合計 **13** 分

Exercise Number 3-1

股関節をスムーズに動かす
Rocking isolation － ロッキング アイソレーション －

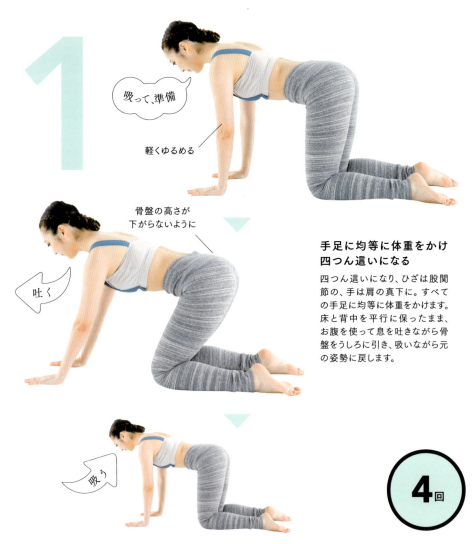

手足に均等に体重をかけ四つん這いになる

四つん這いになり、ひざは股関節の、手は肩の真下に。すべての手足に均等に体重をかけます。床と背中を平行に保ったまま、お腹を使って息を吐きながら骨盤をうしろに引き、吸いながら元の姿勢に戻します。

4回

Part 3　シェイプアップ＆ボディメイクのプログラム

股関節、お尻、太ももの裏側（ハムストリングス）の筋肉に柔軟性をもたせるエクササイズです。

こんな悩みに効く！
鼠径部(そけいぶ)がつまる、太ももの裏側が張る

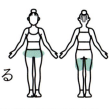

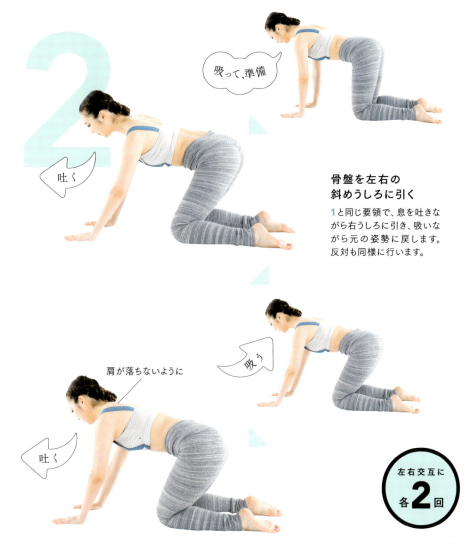

骨盤を左右の斜めうしろに引く

1と同じ要領で、息を吐きながら右うしろに引き、吸いながら元の姿勢に戻します。反対も同様に行います。

吸って、準備
吐く
吸う
吐く
肩が落ちないように

左右交互に 各**2**回

○ *Exercise Number* **3-2**

バストアップに効果あり
Scapula isolation　− スカピュラ アイソレーション −

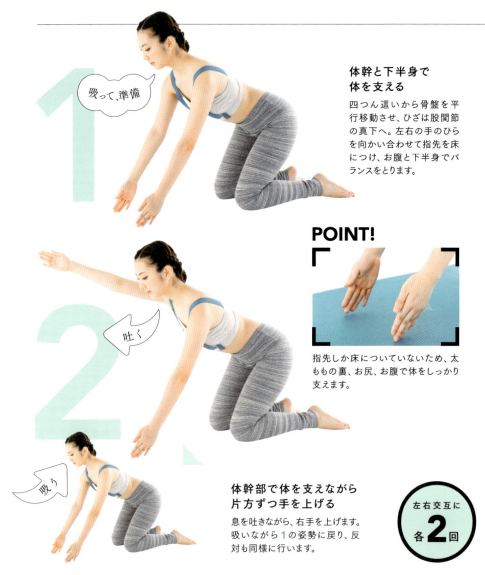

体幹と下半身で体を支える
四つん這いから骨盤を平行移動させ、ひざは股関節の真下へ。左右の手のひらを向かい合わせて指先を床につけ、お腹と下半身でバランスをとります。

POINT!
指先しか床についていないため、太ももの裏、お尻、お腹で体をしっかり支えます。

体幹部で体を支えながら片方ずつ手を上げる
息を吐きながら、右手を上げます。吸いながら1の姿勢に戻り、反対も同様に行います。

左右交互に 各**2**回

Part 3 シェイプアップ＆ボディメイクのプログラム

インナーマッスルで体全体を支えながら、肩甲骨まわりをさまざまな方法でほぐすエクササイズです。

こんな悩みに効く！
固まった肩甲骨

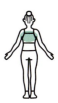

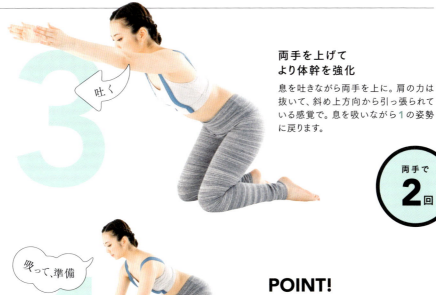

**両手を上げて
より体幹を強化**

息を吐きながら両手を上に。肩の力は抜いて、斜め上方向から引っ張られている感覚で。息を吸いながら**1**の姿勢に戻ります。

両手で
2回

POINT!

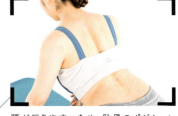

腰が反りやすいため、肋骨のポジションは変えないまま、肩甲骨同士を寄せるようなつもりで、肩から余計な力は抜きます。

**肩甲骨を寄せて
動きをスムーズに**

息を吐きながら、肩甲骨をぐーっと寄せ、吸いながら戻します。腕だけを動かすのではなく、あくまで肩甲骨を意識して。

4回

○ *Exercise Number* **3-3**

背中のムダ肉をとる

Cat －キャット－

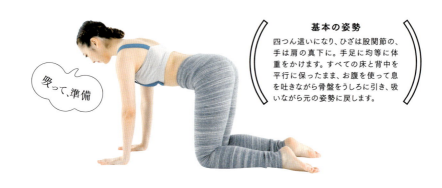

基本の姿勢

四つん這いになり、ひざは股関節の、手は肩の真下に。手足に均等に体重をかけます。すべての床と背中を平行に保ったまま、お腹を使って息を吐きながら骨盤をうしろに引き、吸いながら元の姿勢に戻します。

吸って、準備

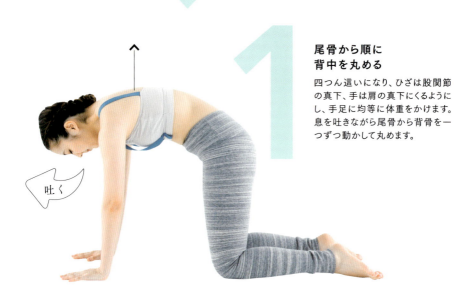

尾骨から順に背中を丸める

四つん這いになり、ひざは股関節の真下、手は肩の真下にくるようにし、手足に均等に体重をかけます。息を吐きながら尾骨から背骨を一つずつ動かして丸めます。

吐く

Part 3 シェイプアップ&ボディメイクのプログラム

背骨一つひとつを猫のように丸めていきます。背骨を自由自在に動かせるようになるエクササイズです。

こんな悩みに効く！
背中のたるみ、厚み

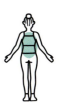

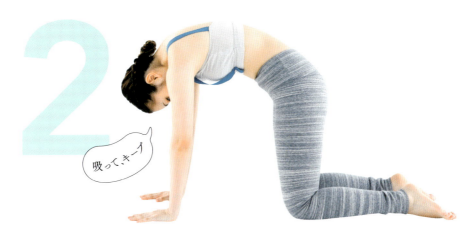

吸って、キープ

手足に均等に体重をのせさらに背中を丸くする

目線は鼻先を見るようにして、首のうしろを伸ばします。お腹の下に風船を抱えているような感覚で自然なアーチを描くように。息を吐きながら**1**の姿勢に戻ります。

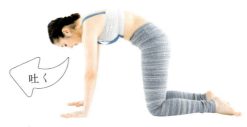

吐く

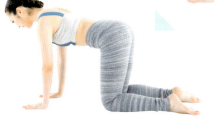

5回

○ *Exercise Number* **3-4**

女性らしいラインをつくる

Hip cat - ヒップ キャット -

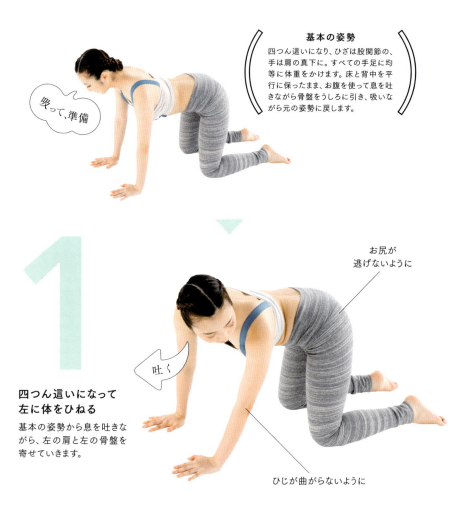

基本の姿勢
四つん這いになり、ひざは股関節の、手は肩の真下に。すべての手足に均等に体重をかけます。床と背中を平行に保ったまま、お腹を使って息を吐きながら骨盤をうしろに引き、吸いながら元の姿勢に戻します。

吸って、準備

お尻が逃げないように

吐く

ひじが曲がらないように

1 四つん這いになって左に体をひねる

基本の姿勢から息を吐きながら、左の肩と左の骨盤を寄せていきます。

72　THE FIRST PILATES

Part 3 シェイプアップ＆ボディメイクのプログラム

背骨を普段あまり動かない左右に側屈させることで、背骨の一つひとつの関節を柔軟にするエクササイズです。

こんな悩みに効く！
左右のゆがみ、寸胴

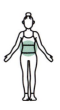

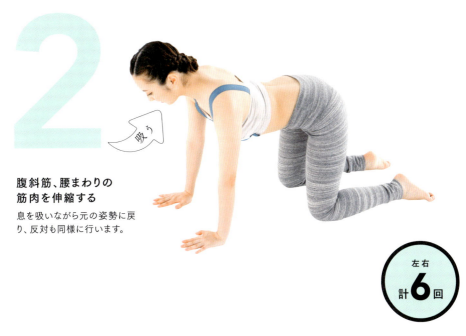

腹斜筋、腰まわりの筋肉を伸縮する
息を吸いながら元の姿勢に戻り、反対も同様に行います。

左右 計**6**回

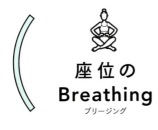

座位の
Breathing
ブリージング

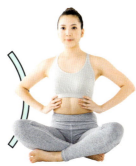

基本の姿勢をとったときにお腹の力が抜けやすい人は、この呼吸をプラス。あぐらをかいて下半身を安定させ、手は肋骨に。肋骨全体を膨らませるように息を吸い、細く長く吐き出す。

○ *Exercise Number* **3-5**

全身をシェイプアップする

Hundred　- ハンドレッド -

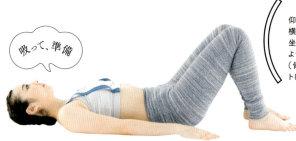

基本の姿勢
仰向けになってひざを立て、腕は体の横に置いて、手のひらは床につけます。坐骨、かかと、足先は一直線上にくるようにします。ニュートラルポジション（骨盤と床が平行になる位置）にセットして、息を吸って準備します。

吸って、準備

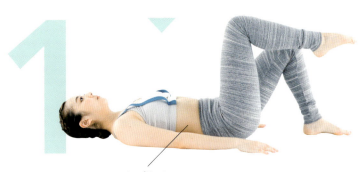

インプリント

テーブルトップの姿勢をとる
基本の姿勢から足でテーブルトップ（→48ページ）をつくります。

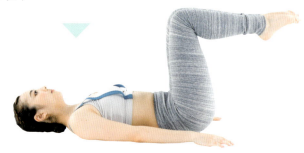

74　THE FIRST PILATES

Part 3　シェイプアップ＆ボディメイクのプログラム

仰向けの姿勢から肩甲骨まで上体を起こし、腹直筋や腹斜筋などの腹筋群を鍛えるエクササイズです。

こんな悩みに効く！

肥満、
メタボリック症候群

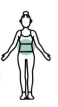

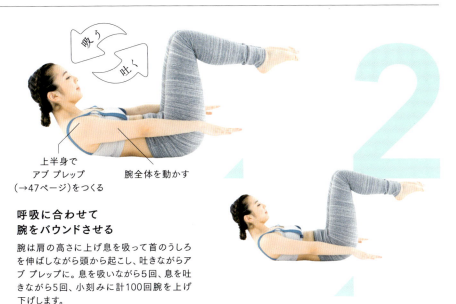

上半身で
アブ プレップ
（→47ページ）をつくる

腕全体を動かす

呼吸に合わせて腕をバウンドさせる

腕は肩の高さに上げ息を吸って首のうしろを伸ばしながら頭から起こし、吐きながらアブ プレップに。息を吸いながら5回、息を吐きながら5回、小刻みに計100回腕を上げ下げします。

この動きに CHALLENGE!

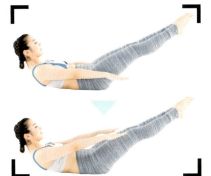

1の行程は同じ。腕は肩の高さに上げ、息を吸って首のうしろを伸ばしながら頭を少し起こします。ひざを伸ばしてワンハンドレッドに挑戦！

吸って吐いて
100回

◯ *Exercise Number* **3-6**

お腹のぜい肉を落とす

Roll over － ロール オーバー －

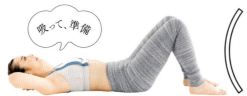

吸って、準備

基本の姿勢
仰向けになってひざを立て、腕は体の横に置いて、手のひらは床につけます。坐骨、かかと、足先は一直線上にくるようにします。ニュートラルポジション（骨盤と床が平行になる位置）にセットして、息を吸って準備します。

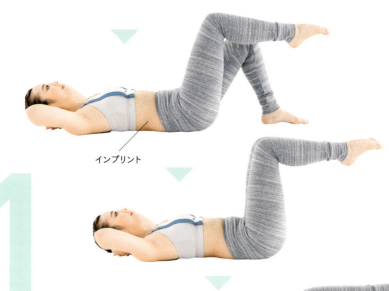

インプリント

1

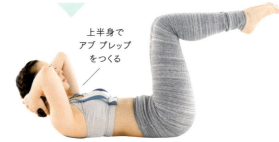

上半身で
アブ プレップ
をつくる

**テーブル トップ ＋
アブ プレップ**

基本の姿勢から足でテーブル トップ（→48ページ）を、上半身でアブ プレップ（→47ページ）をつくる。

Part 3　シェイプアップ＆ボディメイクのプログラム

反動を使わずに骨盤を床から離すことで不安定になった体勢を、お腹の力でコントロールします。

こんな悩みに効く！
下腹のゆるみ

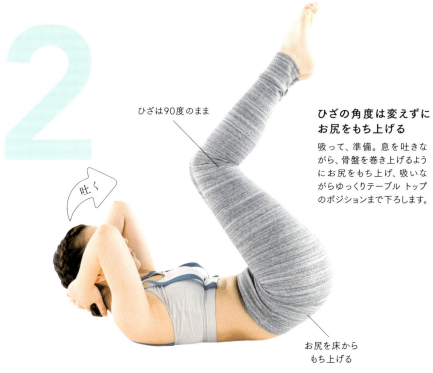

ひざは90度のまま

ひざの角度は変えずにお尻をもち上げる

吸って、準備。息を吐きながら、骨盤を巻き上げるようにお尻をもち上げ、吸いながらゆっくりテーブル トップのポジションまで下ろします。

お尻を床からもち上げる

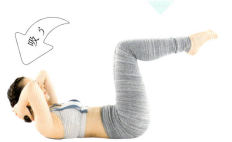

Exercise Number 3-7

太ももを引き締める

Scissors －シザーズ－

1

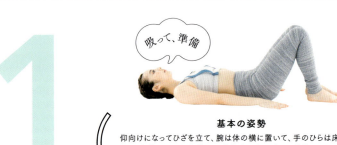

吸って、準備

基本の姿勢

仰向けになってひざを立て、腕は体の横に置いて、手のひらは床につけます。坐骨、かかと、足先は一直線上にくるようにします。ニュートラルポジション（骨盤と床が平行になる位置）にセットして、息を吸って準備します。

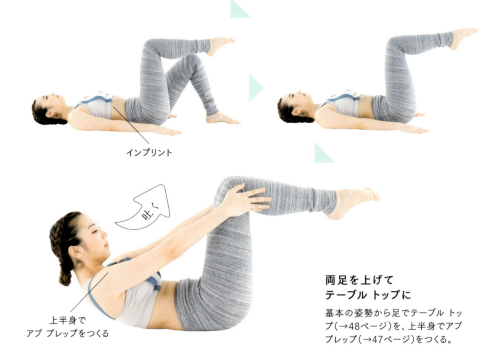

インプリント

吐く

上半身で
アブ プレップをつくる

**両足を上げて
テーブル トップに**

基本の姿勢から足でテーブル トップ（→48ページ）を、上半身でアブ プレップ（→47ページ）をつくる。

Part 3　シェイプアップ＆ボディメイクのプログラム

股関節から太ももを引き寄せ、下腹やハムストリングス（太ももの裏側）、ひざ上のたるみを引き締めるエクササイズです。

こんな悩みに効く！

太ももの裏側のセルライト

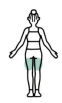

テーブルトップから両足を天井に向かって伸ばす

両足を天井に向けて伸ばします。手はひざの横に沿わせるか、軽くつかみます。

（吸う）

左右の足をハサミのように動かす

息を吐きながら、右足を引き寄せ、左足は床に平行になるように下ろします。吸って戻し、反対も同様に行い、交互に10回。終わったら**2**の姿勢から、テーブルトップに戻り、頭、右足、左足の順に床に下ろします。

（吐く）

（吐く）

左右で **10回**

79

Exercise Number **3-8**

ヒップをキュッと上げる
Single leg extension　- シングル レッグ エクステンション -

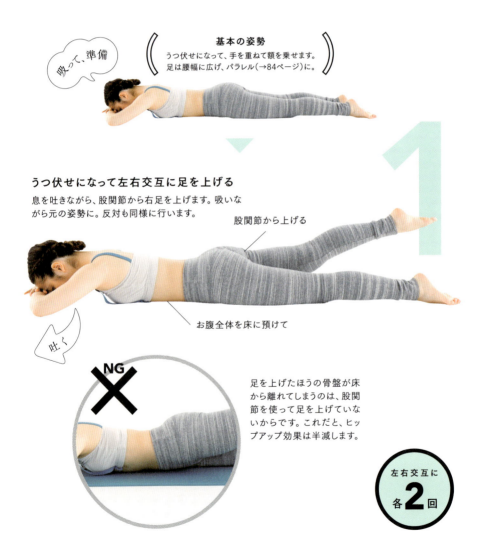

吸って、準備

基本の姿勢
うつ伏せになって、手を重ねて額を乗せます。
足は腰幅に広げ、パラレル(→84ページ)に。

うつ伏せになって左右交互に足を上げる
息を吐きながら、股関節から右足を上げます。吸いな
がら元の姿勢に。反対も同様に行います。

股関節から上げる

お腹全体を床に預けて

吐く

NG

足を上げたほうの骨盤が床
から離れてしまうのは、股関
節を使って足を上げていな
いからです。これだと、ヒッ
プアップ効果は半減します。

左右交互に 各**2**回

Part 3 シェイプアップ＆ボディメイクのプログラム

うつ伏せで骨盤を安定させたまま、お尻と太ももの裏を使って足をもち上げるエクササイズです。

こんな悩みに効く！

垂れ尻

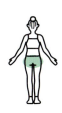

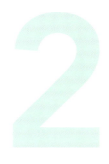

お腹を使って骨盤を安定させ両足を同時に上げる

両足を上げます。息を吐きながら骨盤を安定させたまま両足を上げ、吸いながら元の姿勢に戻ります。

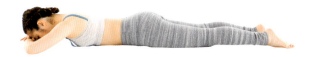

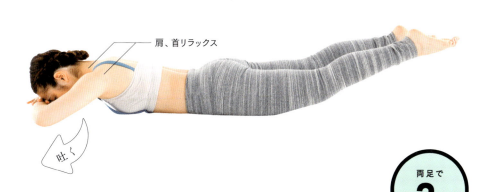

肩、首リラックス

吐く

両足で **2回**

Exercise Number 3-9

全身のラインを整える
Swan dive prep　- スワン ダイブ プレップ -

1

**うつ伏せ姿勢は骨盤の
ニュートラルを強く意識**

うつ伏せになり、足はターンアウト（→84ページ）。手は耳の横に置きます。息を吸って、頭のてっぺんから助骨が浮かないところまで反らせます。

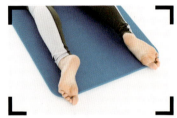

CHECK!

足を腰幅に開くと、骨盤が安定して腰だけ反ってしまうのを防げます。

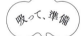
吸って、準備

骨盤はニュートラル

手は耳の横に

吐く

THE FIRST PILATES

Part 3 シェイプアップ＆ボディメイクのプログラム

うつ伏せの姿勢から上体を反ることによって背中にもお腹にも刺激が入るエクササイズです。

こんな悩みに効く！
緊張感のない ゆるんだ体

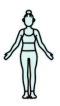

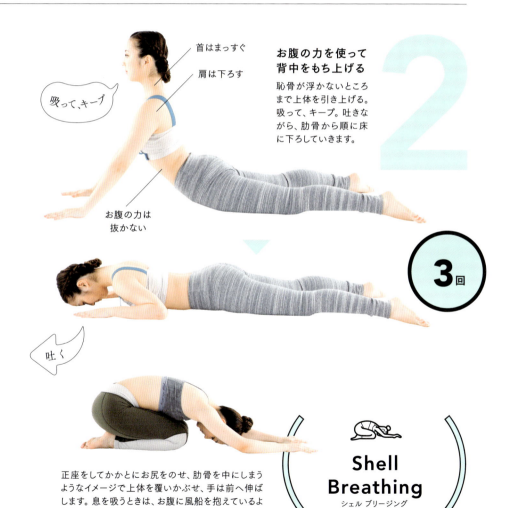

首はまっすぐ
肩は下ろす
吸って、キープ
お腹の力は抜かない

お腹の力を使って背中をもち上げる
恥骨が浮かないところまで上体を引き上げる。吸って、キープ。吐きながら、肋骨から順に床に下ろしていきます。

2

3回

吐く

正座をしてかかとにお尻をのせ、肋骨を中にしまうようなイメージで上体を覆いかぶせ、手は前へ伸ばします。息を吸うときは、お腹に風船を抱えているような感覚で背中を広げるような意識で行います。吐くときは肋骨を閉じることを意識しましょう。

Shell Breathing
シェル ブリージング

Column

4 ピラティス用語集

本書に出てくるものもあれば
そうでないものもありますが、ピラティスでよく使う
代表的な言い回しや用語を紹介します。

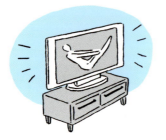
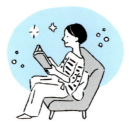

アーティキレーション

背骨は1本の骨ではなく、24個の小さな骨が積み重なってできています。それら背骨を一つひとつ動かすこと。

ボディアウェアネス

どこの筋肉をどのように使っているのかを意識して自分でコントロールすること。

アイソレーション

分離、隔離という意味です。骨盤を安定させて股関節から足だけを動かすなど、ターゲットとしている筋や関節のみを動かすこと。

フレックス／ポイント

フレックスは足首を曲げている状態。ポイントは足の甲を伸ばしている状態。

パラレル／ターンアウト

パラレルは股関節、ひざ、足首が平行の状態。ターンアウトは股関節、ひざ、足首が外旋している状態。

ハイパーエクステンション

ひじやひざなどの関節が過剰に伸びすぎている状態。

オープン チェイン

足を宙に浮かせた状態。テーブル トップ（→48ページ）などに代表される姿勢。

クローズド チェイン

立位や四つん這いなど、足が床についた状態です。

スタビリティ

エクササイズ内でポーズをキープして呼吸を通すこと。

肋骨を閉じる、しまう

息を吐くとき、吸ったときに空気で広がった肋骨を元の位置に戻すことです。

骨盤を巻き上げる

76ページのロール オーバーのように、仰向けの状態から、足を天井に向けて上げる場合などで、勢いで上げるのではなく、骨盤をお尻の先から背中方向にもち上げること。

股関節のスペースを開ける

56ページのハーフ ロール バックのように、体育座りの姿勢から、背骨のカーブを保ったまま上体をうしろに倒す場合、股関節とお腹との距離をできるだけ空けること。

Part
4

強く鍛えられた
体をつくる
プログラム

強く鍛えられた体をつくる プログラム

完成度を高め ワンランク上の体をつくる

これまでのプログラムの総仕上げです。
引き締めたり、
柔軟性を高めたりした各パーツを
連動して動かせるようになると、
動作の一つひとつが
美しく洗練されます。

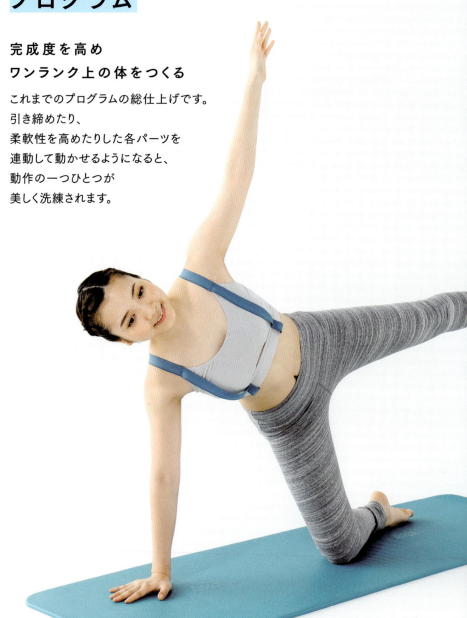

PROGRAM

Exercise Number
4-1 小尻になる
Clam shell クラム シェル ———————————— **P.88**

▽

Exercise Number
4-2 左右のゆがみを解消する
Pointer-diagonal ポインター・ダイアゴナル ———————— **P.90**

▽

Exercise Number
4-3 めぐりのいい体に
Hip circle ヒップ サークル ———————————— **P.92**

▽

Exercise Number
4-4 レッグラインを整える
Side plank on knee サイド プランク オン ニー ————— **P.94**

▽

Exercise Number
4-5 全身の代謝アップに
V-sit ヴィ・シット ————————————————— **P.96**

▽

Exercise Number
4-6 全身の総仕上げに
Push-up プッシュ・アップ ——————————————— **P.98**

ピラティスの
基本 《 ストレッチのための Shell Breathing 》
シェル ブリージング

合計 **12** 分

○ *Exercise Number* **4-1**

小尻になる

Clom shell　− クラム シェル −

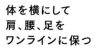

1 体を横にして肩、腰、足をワンラインに保つ

右肩を下にして横向きに寝て、肩、腰、足を一直線に保ちます。右腕をまくらにして頭をのせ、左手はひじを曲げて体の前につきます。足を股関節よりやや前に出します。

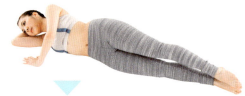

吸って、準備

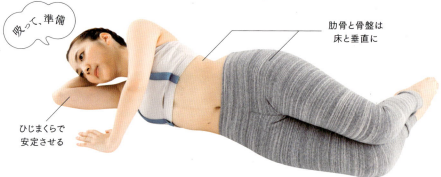

肋骨と骨盤は床と垂直に

ひじまくらで安定させる

EASY!

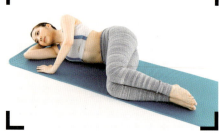

ひざを頭や体のラインより前に出して曲げると、支持基底面といって、体を支える土台が広くなるため、より安定し、動きやすくなります。

Part 4　強く鍛えられた体をつくるプログラム

横向きになり、骨盤と床を垂直にした姿勢で、足を股関節から上に開いていくエクササイズです。

こんな悩みに効く！
扁平尻、垂れ尻

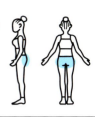

2

お尻を使って足を上げる

息を吐きながら、お尻の外側を使って上の足のひざのお皿を天井に向かって上げ、吸いながら **1** の姿勢に戻します。反対も同様に行います。

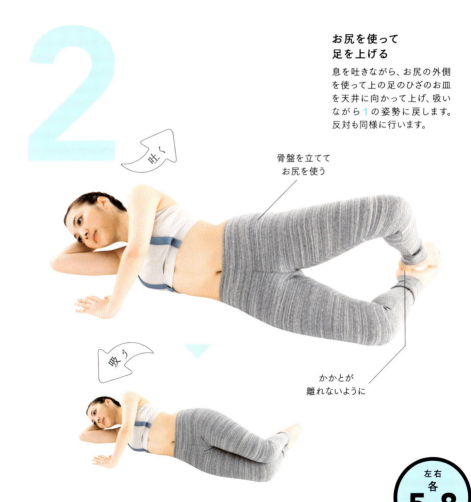

吐く

骨盤を立てて
お尻を使う

吸う

かかとが
離れないように

左右各 **5~8** 回

○ *Exercise Number* **4-2**

左右のゆがみを解消する
Pointer-diagonal － ポインター・ダイアゴナル －

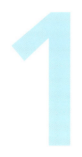

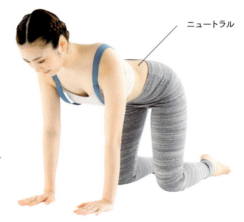

ニュートラル

四つん這いから手足を対角線上に伸ばす

四つん這いになり、ひざは股関節の真下、手は肩の真下に。手足に均等に体重をかけます。息を吸いながら右手は床の上を滑らせて前へ伸ばし、左足は対角線上にうしろに引きます。

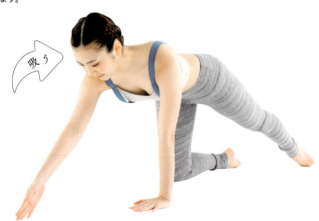

吸う

90　THE FIRST PILATES

Part **4**　強く鍛えられた体をつくるプログラム

片ひざ、片手をついた不安定なポジションで股関節や肩関節を使う複雑な動きをするエクササイズです。

こんな悩みに効く！
バランスが悪い、スカートがまわる

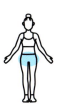

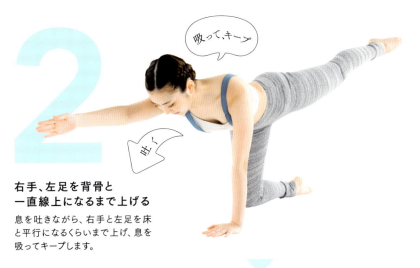

2 右手、左足を背骨と一直線上になるまで上げる
息を吐きながら、右手と左足を床と平行になるくらいまで上げ、息を吸ってキープします。

（吸って、キープ／吐く）

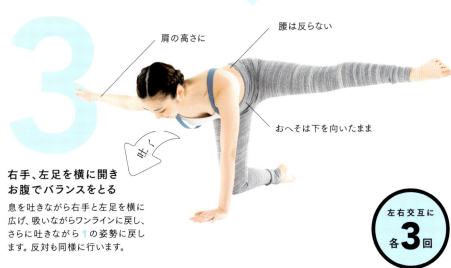

3 右手、左足を横に開きお腹でバランスをとる
息を吐きながら右手と左足を横に広げ、吸いながらワンラインに戻し、さらに吐きながら **1** の姿勢に戻します。反対も同様に行います。

肩の高さに　腰は反らない　おへそは下を向いたまま　（吐く）

左右交互に 各 **3** 回

91

◯ *Exercise Number* **4-3**

めぐりのいい体に

Hip circle － ヒップ サークル －

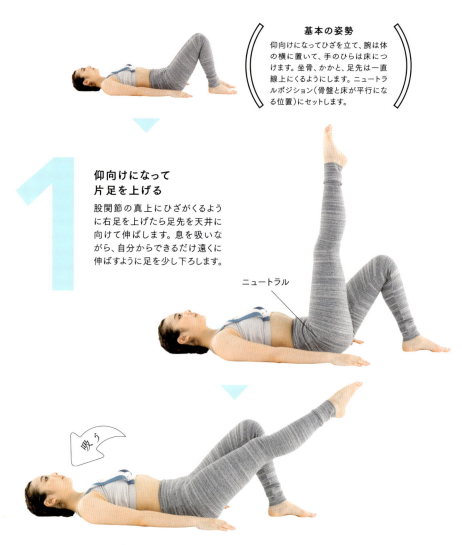

基本の姿勢
仰向けになってひざを立て、腕は体の横に置いて、手のひらは床につけます。坐骨、かかと、足先は一直線上にくるようにします。ニュートラルポジション（骨盤と床が平行になる位置）にセットします。

1 仰向けになって片足を上げる
股関節の真上にひざがくるように右足を上げたら足先を天井に向けて伸ばします。息を吸いながら、自分からできるだけ遠くに伸ばすように足を少し下ろします。

ニュートラル

吸う

Part 4 強く鍛えられた体をつくるプログラム

仰向けの姿勢で、片足を伸ばして円を描くことで股関節まわりがほぐれ、鍛えられるエクササイズです。

こんな悩みに効く！
リンパが滞る、むくみ

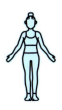

2

足首はポイント（→84ページ）に股関節からまわす

息を吐きながら、右足で外まわし、内まわしに4回ずつ円を描く。これを反対も同様に。

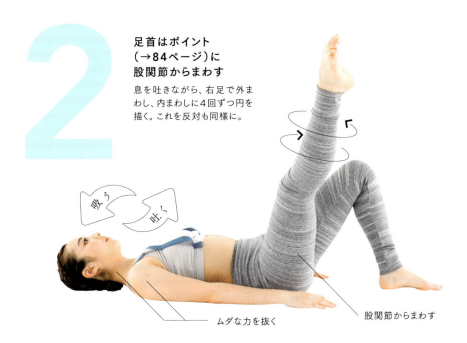

ムダな力を抜く

股関節からまわす

EASY!

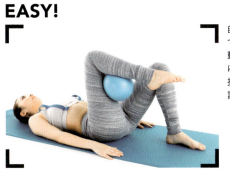

自分の足の重みをコントロールできず、骨盤が浮いてしまったり動いてしまったりする場合は、上げるほうのひざの裏にボールを挟むことで足を曲げて、重さを調節します。

左右 内まわし 外まわし 各**4**回

Exercise Number **4-4**

レッグラインを整える
Side plank on knee － サイド プランク オン ニー －

1 片手片ひざで全身を支え緊張感のあるスタイルに

四つん這いから、息を吸いながら左足をうしろに伸ばして足首を外旋させます。伸ばした足で、床につくのは足指だけ。息を吐きながら左手を天井に向けて上げます。

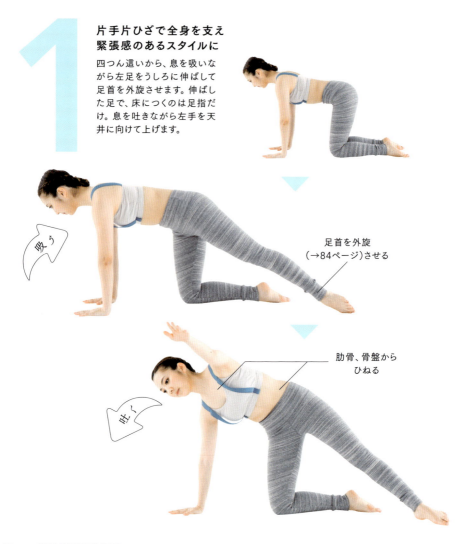

吸う

足首を外旋
（→84ページ）させる

吐く

肋骨、骨盤から
ひねる

Part 4　強く鍛えられた体をつくるプログラム

手、片ひざ下、足先しか接地面がない不安定な姿勢で、胸部や骨盤を回旋(かいせん)させる少しハードなエクササイズです。

こんな悩みに効く！
外張り足、二の腕、わきのたるみ

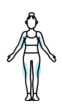

肋骨、胸郭をねじって体を正面に向ける

手が真上まできたら、息を吸ってキープ。息を吐きながら手を下ろして、足を元に戻し、四つん這いの姿勢に戻ります。反対も同様に行います。

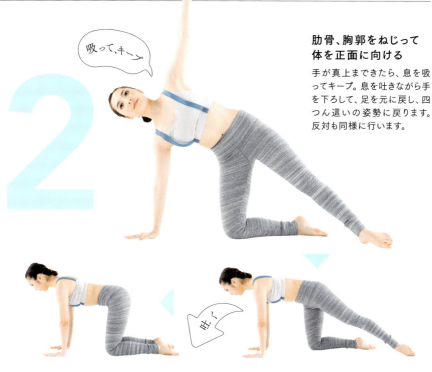

吸って、キープ

吐く

この動きに CHALLENGE!

手を天井に向ける際に、伸ばした足もお尻の延長線上になるラインまで上げます。お腹にしっかり力を入れて、この姿勢をキープしましょう。

左右各 **3** 回

Exercise Number 4-5

全身の代謝アップに

V-sit － ヴイ・シット －

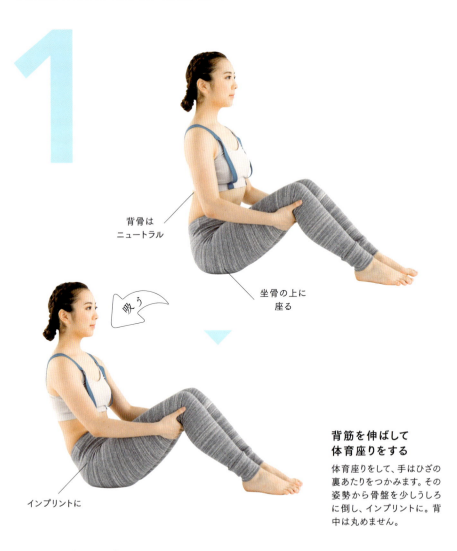

1

背骨は
ニュートラル

坐骨の上に
座る

吸う

インプリントに

背筋を伸ばして
体育座りをする

体育座りをして、手はひざの裏あたりをつかみます。その姿勢から骨盤を少しうしろに倒し、インプリントに。背中は丸めません。

Part **4**　強く鍛えられた体をつくるプログラム

お腹で体を支えながら、上半身と足でV字をつくるエクササイズです。

こんな悩みに効く！

ぽっこりお腹

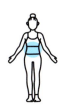

お腹で体を支えながらV字をつくる

息を吐きながら両足を床から離して、ゆっくりとひざを伸ばします。ここで5回呼吸をくり返して。吐きながら足を下ろして、骨盤をニュートラルに戻します。

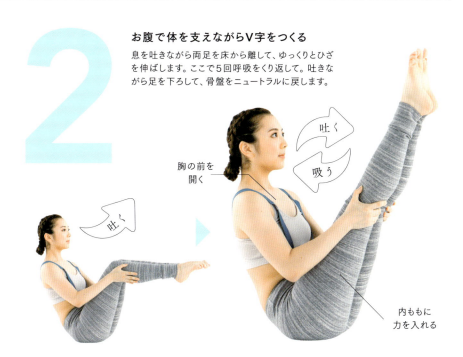

胸の前を開く

吐く

吸う

吐く

内ももに力を入れる

この動きに **CHALLENGE!**

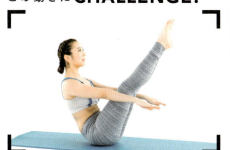

2の姿勢から手を離してみましょう。肩の高さから斜め下へスッと伸ばします。この姿勢で5呼吸ぶん、キープします。

吸って吐いて **5**回

○ Exercise Number **4-6**

全身の総仕上げに

Push-up － プッシュ・アップ －

1

足首をクロスして腰を守る

四つん這いの姿勢から、少しひざをうしろにずらします。背中から腰、太ももの裏が一直線になったところで、足首をクロスさせます。

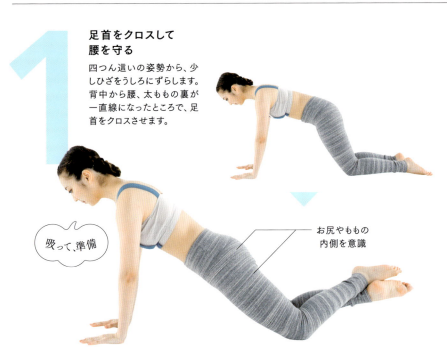

吸って、準備

お尻やももの内側を意識

CHECK!

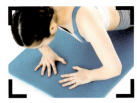

顔の下に手でひし形をつくって行うと、より強く二の腕や胸の筋肉に刺激が入り、強度が少し上がります。

CHECK!

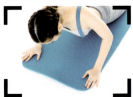

肩幅より広く手を床につくと、鍛えられる場所は胸になり、バストアップ効果も。サポート面が広くなり、より安全に行えます。

CHECK!

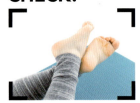

右足のかかとあたりに、左の足の甲をのせるようにして足首をクロスします。こうすることで腰への負担が減ります。

Part **4**　強く鍛えられた体をつくるプログラム

全身の筋肉を使って行う腕立て伏せの一種です。プログラムの総仕上げに。

こんな悩みに効く！
張りのないバスト、ふり袖（二の腕）

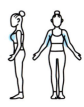

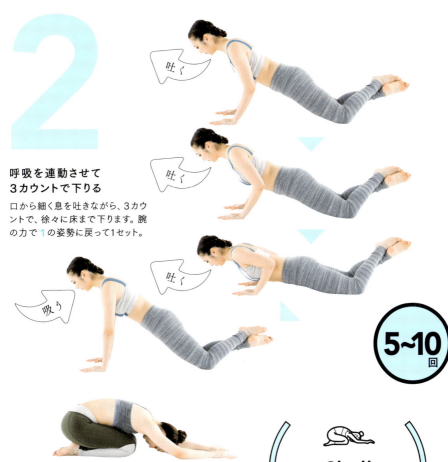

**呼吸を連動させて
3カウントで下りる**

口から細く息を吐きながら、3カウントで、徐々に床まで下ります。腕の力で **1** の姿勢に戻って1セット。

5〜10回

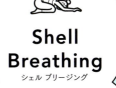

正座をしてかかとにお尻をのせ、肋骨を中にしまうようなイメージで上体を覆いかぶせ、腕は前へ伸ばします。息を吸うときは、お腹に風船を抱えているような感覚で背中を広げるような意識で行います。吐くときは肋骨を閉じることを意識しましょう。

Shell Breathing
シェル ブリージング

Column

5 正しくできているかをチェックする方法

セルフトレーニングをしていると、ふと不安になるのは
正しくできているかどうかということです。ここでは、家トレをする人のために、
チェックの仕方を紹介します。

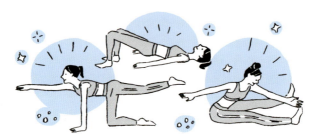

エクササイズそれぞれの動きはそれなりにできたつもりでも、そのエクササイズでターゲットにしている筋肉をきちんと使えているかはまた別の問題。これがピラティスの難しいところです。

たとえばお腹まわりを使うエクササイズの場合、インナーマッスルが使えずアウターマッスルだけを使って体を支えていると、安定させることができません。

次の方法で、自分が正しく動けているか、確認してみましょう。

◆プログラム全体を把握する
一緒に動くのではなく、本をまずひと通り読んでみる。DVDでまずは動き全体を確認する。プログラムの全体像がわかります。

◆とにかく10回は続けてみる
はじめのうちはどうしても見よう見まねで形だけを整えようとしてしまいますが、10回くらい続けると、だんだん体で覚えるようになります。そして、どこの筋肉や骨を意識すれば、その動きができるのかが感覚的にわかるようになります。

◆体験教室に行ってみる
1回きりの体験教室に行ってみましょう。自分のポーズが正しいのかを確認できたり、間違いに気づいたりすることができるからです。

◆動画を撮る
スマホなどで動画を撮り、きちんとお腹に力が入っているのか、骨盤はニュートラルなのかをチェックしてみると、改善点が見えてきます。

また、正しいやり方で続けていくと、肩コリがラクになった、長く歩いても疲れないといった変化が現れることがあります。そうなれば、あなたのやり方は正しいということの証明にもなります。

Part 5

疲れを
スッキリさせる
ストレッチ

○ Cool down 1 STRETCH － ストレッチ －

しっかり脱力して疲れをとる
Roll down － ロール ダウン －

1

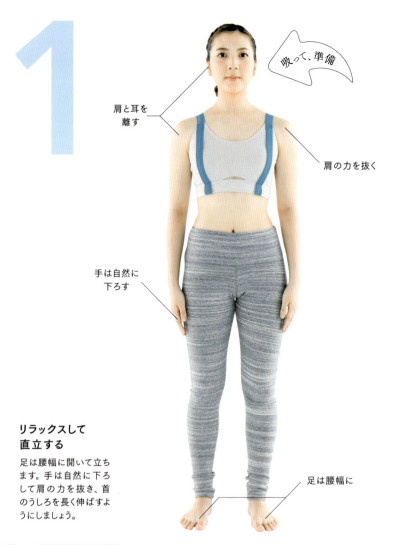

吸って、準備

肩と耳を離す

肩の力を抜く

手は自然に下ろす

足は腰幅に

リラックスして直立する

足は腰幅に開いて立ちます。手は自然に下ろして肩の力を抜き、首のうしろを長く伸ばすようにしましょう。

102　THE FIRST PILATES

Part 5 疲れをスッキリさせるストレッチ

脱力した状態で前屈をして
背中の筋肉の緊張をほぐすストレッチです。

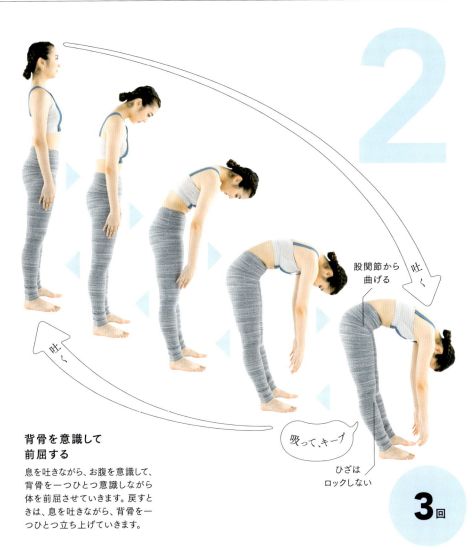

股関節から曲げる

吐く

吸って、キープ

ひざはロックしない

背骨を意識して前屈する

息を吐きながら、お腹を意識して、背骨を一つひとつ意識しながら体を前屈させていきます。戻すときは、息を吐きながら、背骨を一つひとつ立ち上げていきます。

3回

Cool down 2　STRETCH －ストレッチ－

たくさん使った背中をいやす
Lats stretch　－ラッツ ストレッチ－

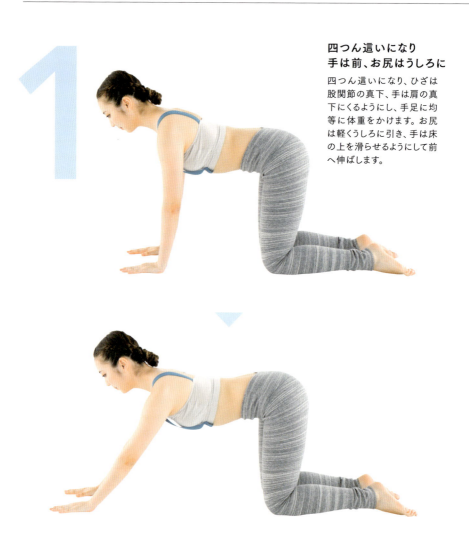

**四つん這いになり
手は前、お尻はうしろに**

四つん這いになり、ひざは股関節の真下、手は肩の真下にくるようにし、手足に均等に体重をかけます。お尻は軽くうしろに引き、手は床の上を滑らせるようにして前へ伸ばします。

Part 5　疲れをスッキリさせるストレッチ

四つん這いの姿勢で
広背筋を伸ばすストレッチです。

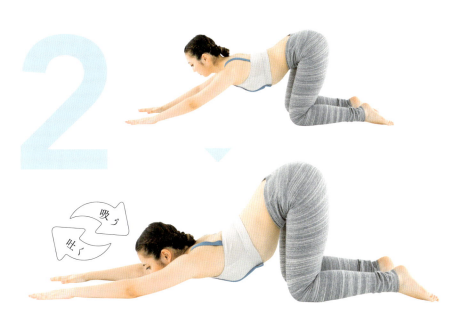

**胸を床に近づけて
背中を反らす**

胸を床に近づけたら3呼吸します。骨盤はインプリントを意識して。

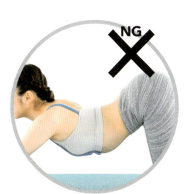

腰に意識がいって反り返ってしまうと、痛める原因になります。また、広背筋のストレッチにもなりません。

吸って
吐いて
3回

Cool down 3 STRETCH - ストレッチ -

体の側面をほぐす
Lateral flextion - ラテラル フレクション -

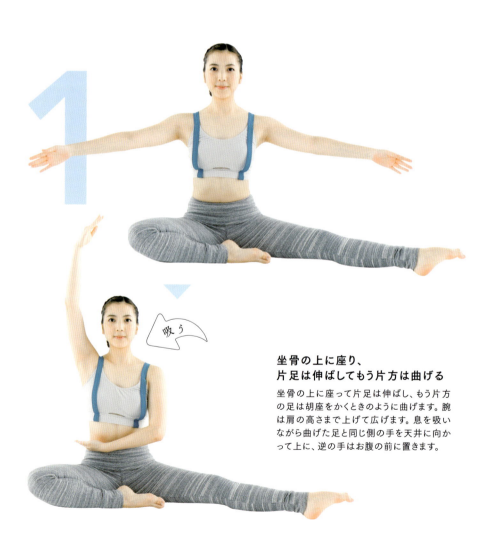

1

吸う

坐骨の上に座り、片足は伸ばしてもう片方は曲げる

坐骨の上に座って片足は伸ばし、もう片方の足は胡座をかくときのように曲げます。腕は肩の高さまで上げて広げます。息を吸いながら曲げた足と同じ側の手を天井に向かって上に、逆の手はお腹の前に置きます。

THE FIRST PILATES

Part 5 疲れをスッキリさせるストレッチ

床に座って、体を横に倒すことで
わき腹など体側のストレッチができます。

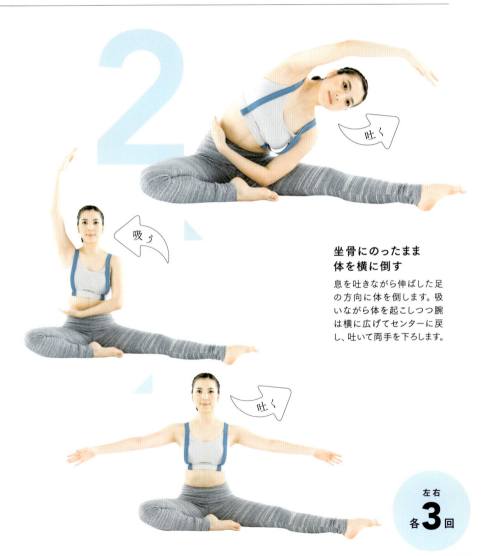

坐骨にのったまま
体を横に倒す

息を吐きながら伸ばした足の方向に体を倒します。吸いながら体を起こしつつ腕は横に広げてセンターに戻し、吐いて両手を下ろします。

左右 各3回

Cool down 4 STRETCH - ストレッチ -

太ももとお尻を伸ばす
Single thigh and hip stretch - シングル サイ アンド ヒップ ストレッチ -

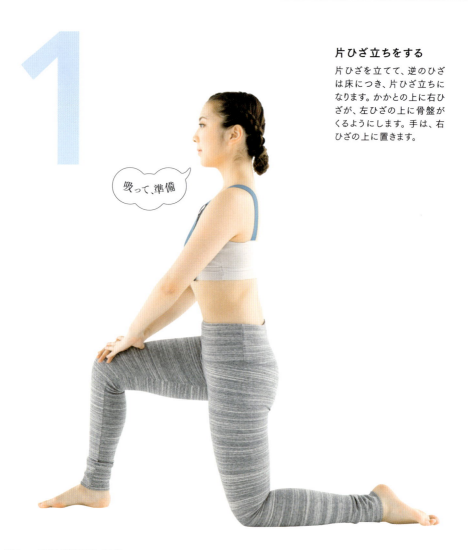

1

片ひざ立ちをする

片ひざを立てて、逆のひざは床につき、片ひざ立ちになります。かかとの上に右ひざが、左ひざの上に骨盤がくるようにします。手は、右ひざの上に置きます。

> 吸って、準備

Part 5 疲れをスッキリさせるストレッチ

片ひざを立てて、体重を前にかけたりうしろにかけたりすることで
太ももとお尻をストレッチします。

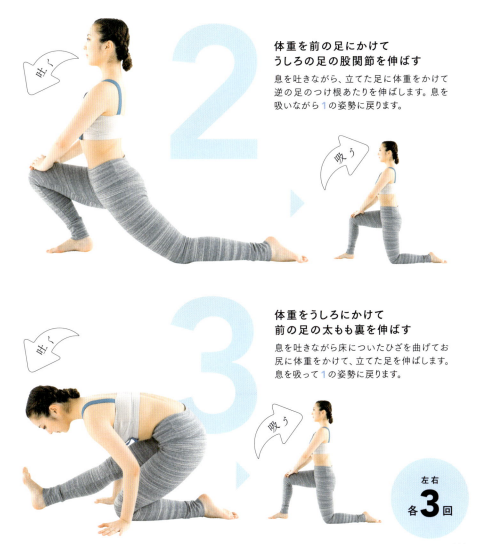

体重を前の足にかけて
うしろの足の股関節を伸ばす

息を吐きながら、立てた足に体重をかけて逆の足のつけ根あたりを伸ばします。息を吸いながら 1 の姿勢に戻ります。

体重をうしろにかけて
前の足の太もも裏を伸ばす

息を吐きながら床についたひざを曲げてお尻に体重をかけて、立てた足を伸ばします。息を吸って 1 の姿勢に戻ります。

左右 各 **3** 回

○ *Cool down* 5 STRETCH －ストレッチ－

肩をまわして疲れをとる
Sholder isolation　－ショルダー アイソレーション－

1

骨盤はニュートラルにして あぐらをかく
あぐらをかいて座り、肩に指先を置きます。

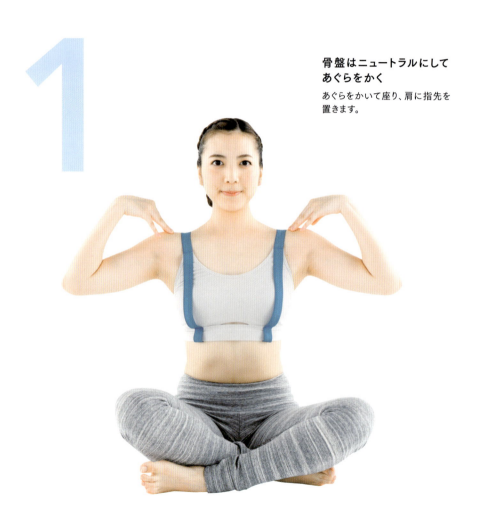

Part 5　疲れをスッキリさせるストレッチ

あぐらをかいて、
肩をまわしながら肩甲骨をほぐすストレッチです。

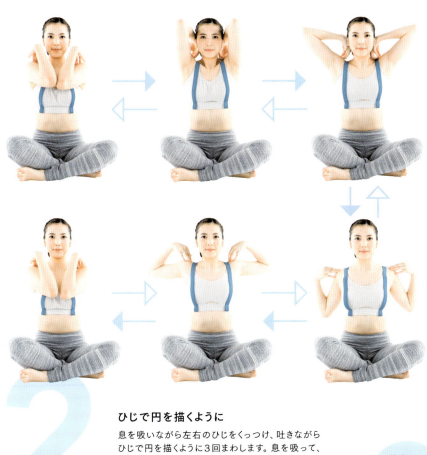

ひじで円を描くように

息を吸いながら左右のひじをくっつけ、吐きながらひじで円を描くように3回まわします。息を吸って、吐きながら今度は内まわしをします。肩甲骨から腕全体を使うように意識して。

外まわし
内まわし
各**3**回

監修／**米田 由紀**（よねだ ゆき）

STOTT PILATES® Full certified、ZEN・GA®認定インストラクター、TRX Suspension Trainer(ST/SMST)®、健康運動指導士。Studio neu（スタジオ ノイ）オーナー。体育大学卒業後、フィットネストレーナーを経てPilatesに出会う。山口実由紀に師事。現在に至るまで、Pilatesをベースにした心身の総合的な個別指導を提供し続けている。
〈問い合わせ先〉Studio neu　Mail:info@studioneupilates.com

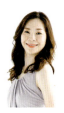

STAFF

モデル／奈津子
スチール撮影／是枝右恭
ヘアメイク／なかじまゆきこ
スタイリング／福永いずみ
イラスト／徳丸ゆう
人体イラスト／青木宣人
DVD撮影・編集／グラフィット
DVDプレス／イービストレード

ディレクション／荒尾彩子（Concent.inc）
アートディレクション／桜庭和歌子（Concent.inc）
デザイン／植木葉月（Concent.inc）
ライティング／峯澤美絵
校正／木串かつこ、本郷明子、曽根歩
編集／佐藤友美（有限会社ヴュー企画）
企画・編集／端香里（朝日新聞出版　生活・文化編集部）

衣装協力
suria（インターテック ☎050-3821-2953）／表紙・米田由紀プロフィール
yoggy sanctuary（株式会社ヨギー ☎03-5725-1881）／Part1〜5

DVD付き
はじめての
ピラティス・プログラム

監修／米田由紀　編著／朝日新聞出版　発行者／橋田真琴
発行所／朝日新聞出版　〒104-8011 東京都中央区築地5-3-2
電話　(03)5541-8996（編集）　(03)5540-7793（販売）
印刷所／図書印刷株式会社

STOTT PILATES®のエクササイズを参照する許可はMerrithew Corporationが提供しています。STOTT PILATESはMerrithew Corporationの登録商標です。この出版物の出版社＜朝日新聞出版＞と監修者はMerrithew Corporationまたはその子会社とは関連していません。Copyright 2018. STOTT PILATES is a registered trademark of Merrithew Corporation.

価格はカバーに表示してあります。落丁・乱丁の場合は弊社業務部（電話03-5540-7800）へご連絡ください。送料弊社負担にてお取り替えいたします。本書および本書の付属物を無断で複写、複製（コピー）、引用することは著作権法上での例外を除き禁じられています。また代行業者等の第三者に依頼してスキャンやデジタル化することは、たとえ個人や家庭内の利用であっても一切認められておりません。

©2018 Asahi Shimbun Publications Inc. Published in Japan by Asahi Shimbun Publications Inc.
ISBN 978-4-02-333248-5